医学科学论文书写方法与技巧

主　编　廖　琳

副主编　董建军　赵军玉　郭丛丛　张　瑞

编　委（按姓氏笔画排序）

许春梅（山东第一医科大学附属省立医院）

张　瑞（山东大学齐鲁医院）

张雨晗（山东第一医科大学附属省立医院）

赵军玉（山东第一医科大学第一附属医院）

郭丛丛（山东第一医科大学第一附属医院）

崔玉莹（山东第一医科大学第一附属医院）

董建军（山东大学齐鲁医院）

廖　琳（山东第一医科大学第一附属医院）

科学出版社

北　京

内 容 简 介

医学科学论文通过文字形式记录医学研究的背景、方法和最新结果等，是医学科研工作者展示自己科研工作的重要途径。本书主要包含医学科学论文的概述，医学科学论文的写作，医学科学论文的投稿、修稿须知三部分内容，涉及医学科学论文的撰写前准备（计算机信息检索），撰写（论文各部分的写作要点、注意事项、参考文献管理、伦理审查及注册等），以及投稿过程（投稿期刊的选择、投稿前准备、投稿后及接收后的工作），囊括了医学科学论文从开始准备到发表的方方面面，是一本实用性较强的参考书。

本书可供广大医学院校学生及医务工作者参考。

图书在版编目（CIP）数据

医学科学论文书写方法与技巧/廖琳主编. —北京：科学出版社，2023.11
ISBN 978-7-03-076523-9

Ⅰ.①医… Ⅱ.①廖… Ⅲ.①医学–论文–写作 Ⅳ.① R

中国国家版本馆 CIP 数据核字（2023）第 189666 号

责任编辑：周　园/责任校对：宁辉彩
责任印制：赵　博/封面设计：陈　敬

科 学 出 版 社 出版

北京东黄城根北街 16 号
邮政编码：100717
http://www.sciencep.com

北京天宇星印刷厂印刷
科学出版社发行　各地新华书店经销

*

2023 年 11 月第　一　版　开本：787×1092　1/16
2024 年 1 月第二次印刷　印张：8 1/2
字数：234 000

定价：55.00 元
（如有印装质量问题，我社负责调换）

前 言

随着经济全球化，科学研究也日益全球化，科学论文由此变成了进行国际科学交流的重要方式。高水平的科学论文一般指被科学引文索引（Science Citation Index，SCI）收录的论文，简称 SCI 论文。发表高水平的 SCI 论文不仅可以彰显我国科学研究的实力，提高我国在世界科学界的地位，也有助于提升科研工作者自身的科学素养。

目前多数学术期刊按体裁形式将医学科学论文分为基础实验研究、临床研究、病理报告、病例讨论、综述等，它们的共同特点都是具有科学性、创新性、实用性、规范性等。科学性是评价论文的首要条件，是其属性和立足点，因而，从论文的选题、设计、观察研究、归纳分析直到结论，每一步都必须坚持严肃的态度、严谨的学风和严密的方法。创新性是论文的灵魂，是决定论文质量高低的主要标准之一。实用性指论文的实用价值，论文实用价值越大，其指导作用也就越大。

很多科研工作者会将 SCI 论文投稿失败归咎于英语能力欠佳。其实，发表 SCI 论文，英语水平只是其中一个较小的方面。一篇论文能否被接纳，关键在于论文研究设计的科学性、创新性、实用性以及规范性。除此之外，叙述的逻辑性、图表质量、参考文献格式、论文涉及的伦理及知情同意等细节有时也可成为一些论文被拒稿的原因。所谓细节决定成败，态度决定一切。SCI 论文中细节的疏漏，可能会使部分审稿人认为作者在研究中不够严谨，从而质疑论文中的学术观点。

一篇高水平 SCI 论文的发表不是单纯依靠完美的英文表达，而是创新思维、科学设计、严谨验证和专业态度各方面相辅相成的结果。SCI 论文的写作、投稿及修稿，每一步过程都有其要点及注意事项。本书编者将发表医学科学论文的全部经验教训进行总结并整理成文字，内容涵盖了论文写作、投稿及发表的方方面面，包括论文的构思、前期准备、伦理审批、检索策略及方法，各部分写作要点及注意事项，选刊、投稿、修稿的注意事项和技巧方法，并且将常用数据库、软件一一进行介绍，可谓手把手从零讲授，希望能帮助读者扫清医学科学论文写作路上的绊脚石。

因编者水平所限，书中难免存在疏漏之处，希望广大读者批评指正，以便再版时修订。

编 者

2023 年 4 月

目　录

第三篇　医学科学论文的投稿、修稿须知

第一篇　医学科学论文概述

第一章　医学科学论文的定义及分类

第一节　医学科学论文的定义

科学论文是研究者为描述完成一项研究而撰写的论文。该论文的目的是向该领域的其他人解释该研究的目的、方法和发现。生物学编辑委员会（Council of Biology Editors，CBE）对科学论文的定义如下："An acceptable primary scientific publication must be the first disclosure containing sufficient information to enable peers ① to assess observations, ② to repeat experiments, and ③ to evaluate intellectual processes; moreover, it must be susceptible to sensory perception, essentially permanent, available to scientific community without restriction, and available for regular screening by one or more of the major recognized secondary services (e.g., currently, *Biological Abstracts*, *Chemical Abstracts*, *Index Medicus*, *Excerpta Medica*, *Bibliography of Agriculture*, etc., in the United States and similar services in other countries)."。即一篇有效的科学论文必须是首次发表的，并且包含足够多的信息，使同行能够①评定观察结果，②重复实验，③评估研究过程。此外，需以能够被人永久性获取的形式存在，不受限制地提供给同行，并可由一个或多个主要的、公认的二级情报源进行定期筛选。论文可以发表在专业的期刊；也可以以专著的形式由研究机构或出版公司发行；作为大学学位要求的一部分，科学论文也可以以学位论文的形式书写。

在这里使用科学论文这个术语是非常宽泛的，包括各种各样的研究类型。其中一个典型的类型是对照实验，在这类实验中，研究人员进行实证检验，同时识别和控制尽可能多的可能影响研究结果的因素。另一种常见的研究类型是相关性研究，研究者通过比较两种或多种不同变量，判断它们是否存在潜在的相关关系。其他类型的研究可能是从调查问卷或案例研究中获得信息。还有一些研究使用计算机生成模型，试图解释或预测在实验室或自然界中观察到的现象。

所有这些研究类型都有一些共同的特点。首先，这些研究都是围绕一个科学问题进行研究设计。作为所研究问题可能的答案，研究人员提出一个假说，然后设计研究以否定或支持假说。其次，这些研究通常都是定量的，即可获得这项研究的数据结果。最后，通常会对这些数据进行一次或多次统计检验，以确定结果的准确性。

科学论文，通常指在期刊上通过标准格式报道的原创研究。从广泛意义上说，它还包括其他类型的期刊文章，如总结和整合既往发表过的研究的综述论文。从更广泛的意义上说，它还包括研究者进行的其他类型的专业交流——例如，经费申请书、口头报告和海报报告。还有一些为公众撰写的有关科学的文章，有时也被称为科学写作。描述这些不同类型研究的报告有很多共同点，所有实验研究报告的组织格式基本相同。通常，报告包括对研究目的、方法和结果的描述。完整的研究报告通常有表格和图形，也需要引用同一研究领域的其他已发表的著作，并列出这些著作的参考书目（参考文献列表）以及获取路径。另外，还需要一个简短的总结，以及能够覆盖报告中重要信息的摘要。

医学科学论文是医学科学工作者通过科学研究，将其原始的、具备创造性的、真实的研究成果，经过系统分析和全面总结，以一定格式的文字形式发表出来的书面报告。医学科学论文的基本要求：以基础医学、临床医学及渗透学科、边缘学科的理论为指导，经过基础实验研究、临床实践取得第一手资料，通过对第一手资料的归纳分析及统计学处理，形成富有先进性、实践性的作品；或者是运用第二手资料（即间接资料），将所取得的资料经过综合整理，成为系统而完整的作品。

第二节　医学科学论文的分类

医学科学论文包括论著、综述、会议报告、会议摘要、评论等。其中，论著和综述是医学科学论文最基本的两个类型。

论著（article），是研究者将自己的研究过程及成果等，以文字形式进行有逻辑的、符合规范的表达和编辑。论著的内容多来源于研究者的研究，多用数据和图表等进行比对和结果展示。其写作格式相对规范，注重文章整体逻辑和实用价值，关注研究方法和结果，对研究的创新性和数据真实性具有较高要求。论著是医学论文中最典型和最具代表性的类型，是其他论文类型的基础和前提。

综述（review），是通过回顾某一特定主题领域的近期工作，或者某一特定个人或团体的工作，对已经出版的论文进行阶段性总结，可以加入个人观点写成具有资料性和评论性的论文，汇总的主题所涉及的时间长短不等，一定程度上来说综述是较为全面的总结。因此，综述论文的目的是总结、分析、评价或者整合已经发表的信息。尽管一篇综述中的大部分或全部材料已经发表过，但不涉及重复发表的问题，因为综述属性通常很明显，且通常可以从出版物的标题中识别出来。但是，不要想当然地认为这些综述没有任何新的内容，在一篇高水平综述中可以获得新的想法和理论，甚至新的范例，综述通常具有一定的学术高度性。

会议报告（conference report），是作为专题讨论会、国家或国际会议、研讨会、圆桌会议或类似会议记录的一部分，在书或期刊上发表的论文。这样的会议报告通常不是为展示原始数据而设计的，报告的结果也不符合主要出版物的要求。会议报告通常是综述论文，介绍特定科学家或特定实验室的近期工作，也有些会议报告以初步报告的形式提供新的原始数据，但这些初步报告通常不符合科学论文的发表要求。

会议摘要（meeting abstract），是在会议、代表大会、专题讨论会、座谈会、研讨会、讲习班、圆桌会议和其他专业会议上的演讲摘要。可以是简短的，也可以是相对复杂的。在会议上提出的论文可在初级期刊上发表，虽然它们通常包含原始资料，但并不是主要出版物。当然，会议摘要的发表不应妨碍以后全文的发表。此外，摘要的扩展已经成为一种趋势，除缺乏实验细节外，它几乎包含了一篇完整的论文所提供的信息。

评论（comment），由评论或解释性的笔记组成，用以讨论、支持或争论一篇论文或先前发表的其他报告，它可以采取文章、信件、社论等形式，也可以以各种各样的名称出现在出版物中，如评论（comment）、编辑评论（editorial comment）、观点（viewpoint）等。

根据论文加工层次，文献又可以分为一次文献、二次文献、三次文献。

一次文献，通常是指作者以本人的研究成果、工作经验等为基本素材而撰写的具有一定创新性和独到见解的文章，也被称为原始文献，如期刊论文、科技报告、会议论文、专利文献等。一次文献在整个文献中是数量最大、种类最多、影响最大的文献，其所记载的信息大多具有独创性、实用性、学术性，且大多内容详尽。

二次文献，是指研究者对一次文献进行加工整理后所得到的产物，即对无序的一次文献的外部特征如题名、作者、出处等进行著录，或将其内容压缩成简介、提要或文摘，并按照一定的学科或专业加以有序化而形成的文献形式，如目录、文摘杂志（包括简介式检索刊物）等。它们都可用作文献检索工具，能比较全面、系统地反映某个学科、专业或专题在一定时空范围内的文献线索，是积累、报道和检索文献资料的有效手段。

三次文献，是指利用二次文献收集大量相关文献，选用一次文献内容进行广泛深入的分析研究、深度加工后，综合概括而成的文献形式，是对现有成果加以评论、综述并预测其发展趋势的文献，属于这类文献的有综述、述评、进展报告等。在研究某专题前，可以充分利用这类文献，在短时间内了解所研究课题的历史、发展动态、目前水平等，以便准确掌握课题的研究背景及进展等。

检索及撰写论文时，应该注意区分这些不同类型的论文，以便在科学研究中进行高效检索及科学论文的有效发表。

第二章 医学科学论文的结构及写作的顺序

科学论文写作的主要特点是逻辑清晰。某些科学论文能够被主要研究期刊接收发表，正是因为它们确实贡献了新的知识，并且展示了逻辑清晰的研究过程和结果等。科学论文不是文学作品，科学论文写作是向阅读者传递一个明确的信号，文字表达应该尽可能逻辑清晰、简洁和有序。在科学论文写作中几乎不需要华丽的文学修饰（如隐喻、明喻），因为这很可能会使阅读者思维混乱。

早期的期刊发表的论文我们称之为"描述性的"。通常，一个科学家会报告说"首先，我看到了……然后，我看到了……"或"首先，我做了……然后，我做了……"。研究结果也通常是按照简单的时间顺序排列的。这种描述风格适合于当时的科学报道。19世纪下半叶，科学开始以越来越复杂的方式快速发展，Louis Pasteur 提出了实验的再现性原则和高度结构化的论文组织结构。经济的发展带动科学研究，科学研究带来了越来越多的论文发表需求，给现有的以及新出现的期刊带来强大的压力，期刊的版面也变得非常宝贵，期刊编辑们开始要求作者将手稿写得简洁、组织性强。为了满足有效发表的需要，论文的组织结构应该是高度风格化的，具有独特且明显的组成部分，能够将科学研究的过程及结果等清晰、简单、有序地展示给阅读者。

在基础科学中，最常见的组成结构是"Introduction, Methods, Results, and Discussion"（缩写为 IMRAD）。但实际上，"Materials and Methods"这一标题可能比"Methods"更常用。IMRAD 的逻辑可以定义为：研究了什么问题？答案是前言；这个问题是如何研究的？答案是方法；研究结果是什么？答案是结果；这些发现意味着什么？答案是讨论。IMRAD 的逻辑清晰简单，有助于作者组织和撰写手稿，也为编辑、审稿专家及读者提供了一个简单的路线图。

近些年来，Cell 和其他一些期刊在 IMRAD 中引入了一种变体，其中"Methods"部分出现在论文结构的最后，而不是第二位，也许我们应该叫它 IRDAM。还有一些期刊通常要求，关于"Methods"的细节在图片说明中展示，或者可以合并"Results"和"Discussion"部分。

尽管不同的期刊杂志有各自的要求，但投稿时的基本格式是一致的。一般按先后顺序要求有以下几个部分。

（1）SCI 论文（英文）

Title page: Authors, Affiliation and Contact information, Running title, Number of words, Figures and tables (one page)

Abstract and Key words (one page)

Introduction

Materials and Methods

Results

Discussion

Conclusion

Declaration of interest

Acknowledgments

References

Table (one table per page)

Figure captions

Figure (one figure per page)

（2）中文期刊

标题页：作者，机构及联系方式，小标题，字数，图和表数量（一页）

摘要和关键词（一页）

前言

材料与方法

结果

讨论

结论

利益关系声明

致谢

参考文献

表格（每个表格一页）

图标题

图（每个图一页）

论文写作时，一般先写主体部分，即前言（Introduction），材料与方法（Materials and Methods），结果（Results）［包括表格（Tables）、图（Figures）］，讨论（Discussion），结论（Conclusion），参考文献（References）部分；后写题目（Title），摘要（Abstract），关键词（Key words）等，最后补充其他部分。不同期刊有不同的撰写要求，撰写论文或投稿前应先阅读投稿说明（Guideline to authors），或者参考该期刊上已经发表的同类型论文。

目前国内外高水平医学科学论文主要发表在 SCI 期刊上，绝大多数 SCI 期刊为英文期刊。论著和综述是医学论文最基本的两个类型，且论著是综述的基础和前提。因此，本书将以论著类 SCI 论文（英文）为例，系统介绍医学科学论文每个部分的写作要素和注意事项。

第三章 医学科学论文撰写前准备

第一节 常用信息检索系统简介

在进行科学研究及科学论文书写前，要充分掌握该研究领域内的国内外研究现状，要求尽可能全面系统地阐述所有与研究问题相关的临床及基础研究，尤其是在撰写综述、系统评价/meta 分析类论文时，对文献检索和归纳总结的能力要求更高。目前多使用网上检索，在不同数据库中，通过使用严谨的检索策略，同时结合具体数据库特点进行调整，即可达到查全、查准的目的。

目前常用信息检索系统包括：PubMed、Cochrane 图书馆、Embase 数据库、SinoMed、中国知网、万方数据知识服务平台等。

一、PubMed

PubMed 由美国国家生物技术信息中心（National Center for Biotechnology Information，NCBI）开发和维护，该中心位于美国国家医学图书馆（National Library of Medicine，NLM），PubMed 是一个免费的搜索引擎，包括 MEDLINE，In-process citations 和 Publisher supplied citations 三个部分。MEDLINE 是 PubMed 的主体部分，是 NLM 创建的书目数据库。

PubMed 作为一个支持生物医学和生命科学文献检索的免费资源，引文主要来自生物医学和健康领域以及相关学科，如生命科学、行为科学、化学科学和生物工程，旨在改善全球和个人健康。它包含超过 3600 万篇生物医学文献的引文和摘要，但不包括期刊文章的全文；当从其他来源，如出版商的网站或 PubMed Central (PMC) 可以获得全文链接时，全文可显示。PubMed 检索界面首页如图 3-1 所示，网址为：https://pubmed.ncbi.nlm.nih.gov/。

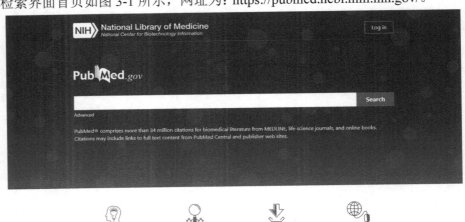

图 3-1　PubMed 检索界面首页

二、Cochrane 图书馆

Cochrane 图书馆（ISSN 1465-1858）是一个由研究人员、卫生专业人员、患者、护理人员，以及热衷于改善世界各地每个人健康状况的人组成的全球网络，其使命是通过提供高质量的、相关的、可获取的系统评价和其他综合研究证据来促进循证决策。它包含不同类型的、高质量的、独立证据的数据库集合，旨在为医疗保健决策提供信息。Cochrane 图书馆系 Cochrane 协作网的产品，由 Wiley 公司出版，它是一个非营利组织，其成员旨在提供不受商业赞助和其他利益冲突影响的可信信息，被公认为实践循证医学首选的证据数据库。

Cochrane 图书馆包含多个独立的数据库，其中常用的 3 个数据库为：Cochrane 系统评价数据库（Cochrane Database of Systematic Reviews，CDSR）、Cochrane 对照试验注册数据库（Cochrane Central Register of Controlled Trials，CENTRAL）、Cochrane 临床答案数据库（Cochrane Clinical Answers，CCA）。

CDSR 是医疗保健系统评价的主要资源。CDSR 包括所有的 Cochrane 评价全文和研究方案。根据 Cochrane 干预措施的系统评价手册或 Cochrane 诊断性试验准确性评价手册，每一篇 Cochrane 评价都是由 Cochrane 评价小组（编辑团队）编写和监督的同行评议系统综述。CDSR 还包括社论和增刊，并随着新的临床试验结果的公布而更新。Cochrane 与卫生专业人员、决策者以及世界卫生组织等国际组织合作，支持制定循证指南和政策。如数十份 Cochrane 评价被世界卫生组织用作关于母乳喂养（2017 年）和疟疾（2015 年）等关键公共卫生问题指南的证据基础。Cochrane 评价对健康和社会护理的影响以及作为世界卫生组织基本药物清单和基本诊断方法清单的证据基础也有许多例子：如关于甾体激素对有早产风险妇女的影响（2017 年）、黄斑变性治疗（2014 年）和氨甲环酸治疗创伤出血患者（2015 年）的综述均证明了这些干预措施的好处，影响了世界各地的临床实践。此外，关于房颤抗心律失常药物（2015 年）和流感神经氨酸酶抑制剂（2014 年）的综述对常用干预措施的有效性提出了质疑。

CENTRAL 是一个高度集中的随机和准随机对照试验报告的来源，是全世界收录最多的随机对照试验数据库。除了书目的细节（作者、标题、来源、年份等），CENTRAL 通常还记录摘要，但不包含文章的全文。无论出版的语言或日期，符合要求的研究都包含在此数据库中。所有的 Cochrane 评价小组和少数 Cochrane 领域都保存着与自己感兴趣的领域相关的对照试验报告，它们被称为专业注册库。来自专业注册库中的独特内容发表在 CENTRAL 中，但是尚未被 PubMed 等数据库记录。

CCA 是由 Cochrane Innovations 和 Wiley 公司共同开发的。每个 Cochrane 临床答案都包含一个临床问题、一个简短的回答和来自 Cochrane 评价的结果数据，这些数据被认为与我们的目标受众——执业医疗保健专业人员最为相关。证据以表格形式显示，包括叙述、数据和图形链接。

因此，Cochrane 图书馆是医学信息检索，尤其是循证医学信息检索的重要数据库。其检索界面首页如图 3-2 所示，网址为：https://www.cochranelibrary.com/。

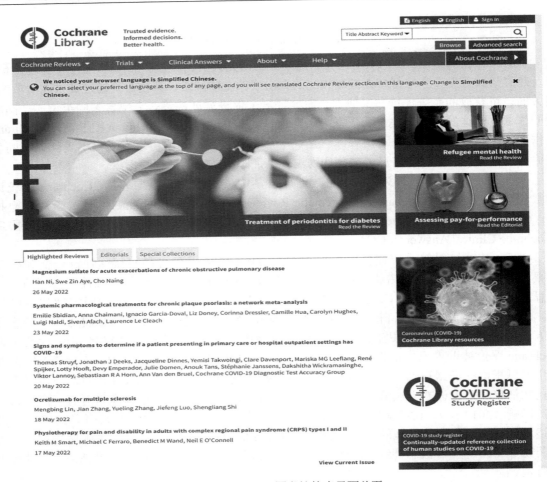

图 3-2　Cochrane 图书馆检索界面首页

三、Embase 数据库

Embase 数据库是由荷兰 Elsevier 公司研制的生物医学和药物方面的文摘性数据库,覆盖各种疾病、药物和医疗器械信息,网址为 http://www.embase.com。Embase 数据库涵盖了经同行评议的生物医学文献、会议摘要等,包含了所有 Medline 的记录及 Medline 尚未收录的记录。它涉及的研究领域包括药物研究的相关学科及临床医学的多个专业。由于 Embase 数据库覆盖范围大,且具有定期更新的综合性循证内容与详细的生物医学索引,提高了数据检索的全面性和精准性,故用于进行系统评价/Meta 分析时,Embase 数据库的价值被 Cochrane 协作网高度认可。

此外,Embase.com 平台为了更好地支持循证医学研究,将"PICO Search"引入到平台中,以方便用户更加快捷、简便地进行检索。

Embase 数据库是一个收费的数据库,需要先购买才能使用。其检索界面如图 3-3 所示。

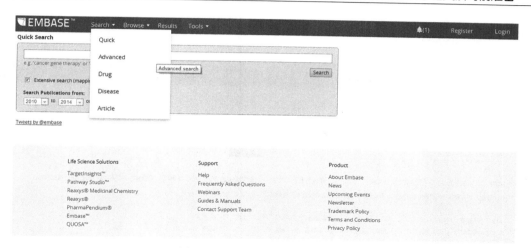

图 3-3　Embase 数据库检索界面

四、SinoMed

SinoMed（中国生物医学文献服务系统），由中国医学科学院医学信息研究所/图书馆研制，2008 年首次上线服务，整合了中国生物医学文献数据库（CBM）、西文生物医学文献数据库（WBM）、北京协和医学院博硕学位论文库（PUMCD）等资源，是集文献检索、引文检索、开放获取、原文传递及个性化服务于一体的生物医学中外文整合文献服务系统。

中国生物医学文献数据库（CBM）：收录 1978 年以来国内出版的生物医学学术期刊 2900 余种，文献题录总量 1080 余万篇。全部题录均进行主题标引、分类标引，同时对作者、作者机构、发表期刊、所涉基金等进行规范化加工处理；2019 年起，新增标识 2015 年以来发表文献的通讯作者，全面整合中文 DOI（数字对象唯一标识符）链接信息，以更好地支持文献发现与全文在线获取。

西文生物医学文献数据库（WBM）：收录世界各国出版的重要生物医学期刊文献题录 2900 余万篇，其中免费期刊 2600 余种；年代跨度大，部分期刊可回溯至创刊年。

北京协和医学院博硕学位论文库（PUMCD）：收录 1981 年以来北京协和医学院培养的博士、硕士学位论文全文，涉及医学、药学各专业领域及其他相关专业。

SinoMed 涵盖资源丰富、专业性强，能全面、快速反映国内外生物医学领域研究的新进展，学科范围广泛，年代跨度大，更新及时。2019 年 5 月，全新升级的 SinoMed 3.0 正式推出并上线服务，全面更新主题标引数据、扩展 DOI 链接信息及原文获取途径，优化检索功能及页面等，提高了用户体验感。其检索界面首页如图 3-4 所示，网址为：http://www.sinomed.ac.cn/index.jsp。也可以在图 3-4 界面中选择"文献检索"进入图 3-5 界面，右上角选择"中国生物医学文献数据库"进行 CBM 数据库检索。

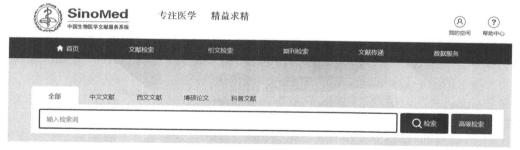

图 3-4　SinoMed 检索界面首页

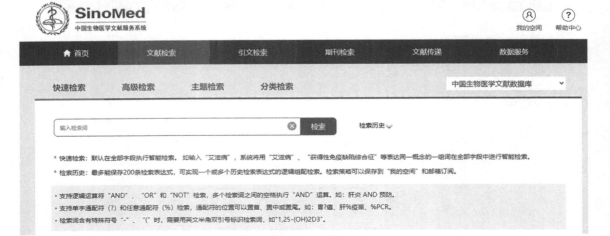

图 3-5　CBM 数据库检索界面首页

第二节　计算机信息检索模式

一、自由词检索

自由词检索，是以在记录中出现该词为搜索目标，按照文献输入的先后顺序逐行查找，无论该词是否为文献讨论的主要内容，以及该词是否为同一种含义，只要文献中出现拼写相同的词，就可以检出。自由词检索的优点是直观方便，便于初学者学习；缺点是误检率和漏检率高。

自由词检索适用于以下情况：①当对主题词不熟悉时，可先用自由词检索，从检索结果的主题词字段获取适当的主题词，之后进行全面的系统检索；②当对主题词检索的结果不满意时，可以采用自由词检索，以扩大检索范围，但误检率高；③当某些疾病、综合征、药物（包括中医药名称及尚在研发或进行临床研究的药物等）、治疗手段（包括某些中医治疗方法等）、检测指标等没有相应的主题词，只能用自由词进行检索。

自由词检索方法：在主检索界面下，输入检索词后，点击"Search"（PubMed）或"Browse"（Cochrane 图书馆）或"检索"（SinoMed），或回车，即可进行自由词检索。以 PubMed 为例，检索方法如图 3-6 所示。

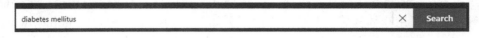

图 3-6　PubMed 自由词检索

二、主题词检索

主题词，即医学主题词（Medical Subject Headings，MeSH）。主题词是规范化的检索语言，它对文献中同一概念的书写形式等进行严格的控制和规范。如将 kidney，renal，nephron 等表达同一概念的不同形式统一规范为 kidney。规范化处理是主题词与关键词的最大区别。关键词属于自然语言的范畴，未经规范化处理，如 renal，nephron 等不同形式都可以表达肾脏。在进行文献检索时，如果选择关键词途径检索，为了提高检索的全面性，需要考虑到各种不同形式的表达，同时还需要考虑复数、形容词等不同的形式。而主题词途径检索仅需要查找主题词一词即可，这一词就几乎包含上述所提及的所有表达形式。因此，主题词途径检索是一种简单且全面的检索方式。

　　但是，并不是所有的检索词都有主题词，如疾病为首发的、尚未研究明确的，药物尚在研发或进行临床研究的，某些中医药治疗手段等，这些主题尚未进行规范化处理，故暂时没有主题词。因此，常用主题词联合自由词进行检索，以提高查全率。

　　以糖尿病肾病为例，主题词检索流程如下：

1. 进入 PubMed 主页，选择 MeSH Database（图 3-7），进入 MeSH 检索页（图 3-8）。

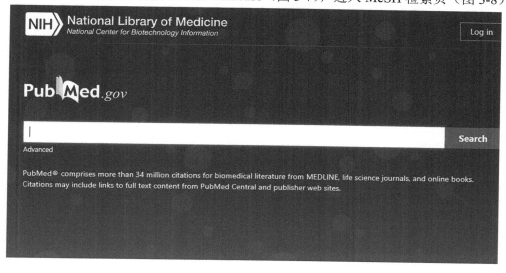

图 3-7　PubMed 数据库主题词检索路径

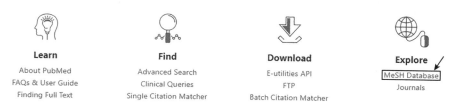

图 3-8　PubMed 数据库 MeSH 检索页

2. 在检索框中输入 diabetic nephropathy，按 "Search" 检索（图 3-8）。

3. 进入主题词检索结果页面（图 3-9）。

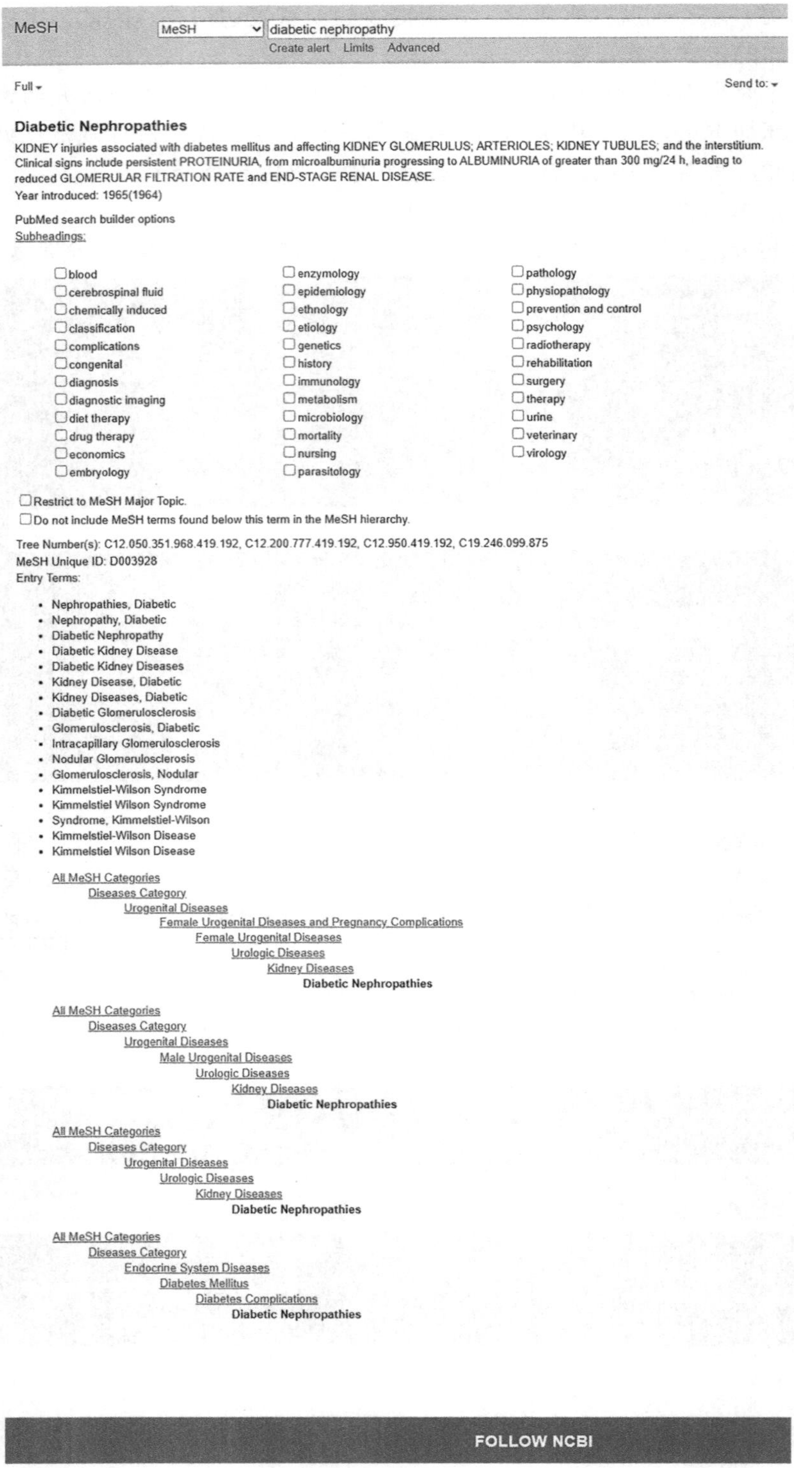

图 3-9　PubMed 数据库主题词检索结果页面

在这个页面中，包含以下内容：主题词的简单介绍；Subheadings（可以与该主题词组配的副主题词）；Restrict to MeSH Major Topic（仅检索主要主题词）；Do not include MeSH terms found below this term in the MeSH hierarchy（不扩展检索）；Entry Terms（入口词，可以理解为主题词的其他表达形式）；主题词的树状结构。

4. 通过点击右侧 PubMed Search Builder 对话框下的"Add to search builder"键，添加 Diabetic Nephropathies 的主题词检索，点击"Search PubMed"进行主题词检索（图 3-10）。

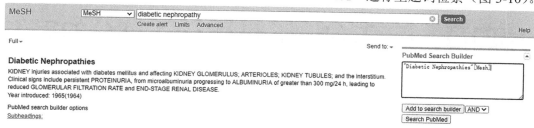

图 3-10　PubMed 数据库 Diabetic Nephropathies 的主题词检索

三、高级检索

高级检索（Advanced Search），通过在检索框中输入关键词，限定或不限定检索字段［如全部字段（All Fields）、作者（Author）、日期（Date）、期刊（Journal）、语言（Language）、主题词（MeSH Terms）等］，配合布尔算符（AND/OR/NOT），匹配不同的限制检索范围，如文章类型（Article Type）、发表日期（Publication Date）、物种（Species）、语言（Language）、性别（Sex）、期刊（Journal）、年龄（Age）等，以提高查准率、减少误检率。

高级检索方法：例如检索作者为"Yang Wenying"、主题词为"diabetes mellitus"，同时文章类型为临床试验的文献，以 PubMed 为例。在 PubMed 高级检索界面下，在检索框中输入关键词"diabetes mellitus"或"Yang Wenying"，可限定 diabetes mellitus 为主题词（MeSH Terms），限定 Yang Wenying 为作者（Author），配合布尔算符"AND"（和），匹配检索范围限定文章类型为临床试验（Clinical Trial），点击"Search"或回车，即进行高级检索，如图 3-11 所示。

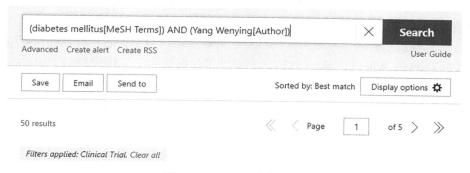

图 3-11　PubMed 高级检索

第二篇　医学科学论文的写作

第四章　前言（Introduction）部分的写作

前言（Introduction）是一篇 SCI 论文的开场白，其作用是向读者揭示论文的主题、目的和总纲，便于读者了解论文研究的原因，引导读者更好地领会这项科学研究的意义。

第一节　写作要点

前言（Introduction）的写作架构可视为漏斗、锥体或倒金字塔形。无论我们选择什么研究主题，前言论述的内容都应该从大到小，由宽到窄。前言的写作往往按照"三段"形式展开。

（一）第一段

向读者提供有关论文主题的背景信息（background），即揭示研究主题的重要性。例如，通过描述某疾病、技术或化合物，展示出它是一个重要的主题的原因，并确保背景信息与我们的特定研究直接相关。避免开头"废话连篇"、过于宽泛或离题太远。前几句话中应提出SCI 论文的主题。例如，我们正在报告胰腺癌的新标志物，不要将不必要的文字用于癌症的流行病学、治疗、预期寿命、医疗费用等信息，聚焦重点是正道。

（二）第二段

缩小范围，将读者的注意力集中在本论文研究"特定点"的重要性上。告诉读者该领域的研究现状，前人做过什么工作，这其中的要点可以是论文作者的前期研究结果（已经发表的文章）。同时要告知读者该领域未知的信息、未解决的问题是什么、存在的误解或争论是什么（What is known? What is unknown?）。进而提出知识差距、先前研究的局限性及存在的问题（Gap in knowledge），如缺乏良好的分析技术或新动物模型的可用性等。总之，该段的目的是向读者展示需要解决的难题和重要的缺失部分，说明我们进行这项研究的原因。

（三）第三段

1. 再次缩小范围，注意存在的问题可以有好几个，应层层递进，引人思考，直至提出研究假说或研究目的及意义（hypothesis/purpose），该部分是论文的灵魂，贯穿于始终。

2. 部分论文在研究目的后面会阐述一下论文的意义。

3. 简要阐述本文进一步深入研究的策略（strategy），这不是一个硬性规定，只有部分论文会如此。在描写论文研究工作的时候，必须要突出重点，不写过多细节。

4. 部分论文会在前言最后告诉读者有关研究目标或假说的明确研究结果，即真/假、是/否、有效/无效。如果在前言介绍了论文的结论，讨论部分就不宜再重复阐述了。

第二节　写作注意事项

（一）字数

前言的字数与论文的字数和期刊要求有关系，一定要符合目标期刊的要求。前言一般不超过 1 页纸（1 倍行距）。建议前言部分应占写作稿的 10%～15%。一个段落的理想长度是 3～4 个句子（最多 5 个句子）或 75～150 个单词，段落的长度不应超过 15 行。如果前言部分超过结论部分长度的 2/3，则可能太长。例如，如果论文总字数是 3000 字，那么应该把前言定在 400 字左右。

内容上应避免过多的大背景信息，使用较长篇幅的大背景信息来代替有关实际研究的有限数据，通常会被审稿人所厌恶。内容上不要仅仅聚焦于最近的研究成果，还应提及以前的重要研究成果，同时避免与讨论部分信息重叠。

（二）参考文献

前言的参考文献在选择标准上，一是应从具有较高影响因子的期刊上选择参考文献。二是应选择研究论著而不是综述论文，或者引用权威的综述期刊。三是不要"故意"漏引文献来突出自己工作的创新性。此外，应避免前言部分和讨论部分参考文献的不必要重叠。强烈建议引用最有意义的参考文献，公认的事实则无须引用参考文献加以强调，如 DNA 的双螺旋结构等。

（三）常用句式

1. 提出先前研究的局限性及存在问题的常用句式

前言中用来引出自己研究重要性、创新性以及前人研究的不足之处，常用 However 句型，例如：

➤ However, **little information** (little attention/little work/little data/little research) (**or few studies**/few investigations/few researchers/few attempts ...) (**or no**/none of these studies ...) has (have) been **done on** (focused on/attempted to/conducted/investigated/studied) ...

➤ However, data are still **scarce** (rare/ less accurate) or there is still a dearth ...

➤ However ... has rarely been studied directly.

2. 提出先前研究的局限性及存在问题的其他表述句式

➤ There is no previous research using ... approach. 之前没有使用……方法的研究。

➤ As far as we know (To our knowledge), no previous research has investigated ... 据我们所知，以前没有研究过……

➤ There has been less previous evidence for ... 之前关于……的证据较少。

➤ Other studies have failed to ... 其他的研究未能证实……

➤ No study to date has examined ... 到目前为止，还没有研究考察过……

➤ Only a few studies have shown ... 只有少数研究表明……

➤ Moreover, few studies have focused on ... 此外，很少有研究关注……

➤ Although several studies have ... the direct effects of ... have not been determined. 虽然已经进行了几项……研究，但尚未确定……的直接影响。

3. 研究方法和方向与前人一样时，可通过以下句式强调自己工作的重要性

Previous **research** (studies/records) has (have) **failed to consider** (ignored/misinterpreted/

neglected to/overestimated/underestimated/mislead).... Thus these previous results are inconclusive (misleading/unsatisfactory/questionable/controversial).

4. 提出研究假说或研究目的的常用句型

➤ We hypothesized that ... 我们提出……假说。

➤ In the current study we tested the hypothesis that ... 当前研究我们提出……假说。

➤ We aim to provide more **documents** (data/records/studies) ... 我们的目的是提供更多的记录/数据/研究……

➤ To answer this question, we ... 为了解决这个问题，我们……

➤ This prompted us to investigate whether ... 这促使我们证实是否……

➤ To resolve this apparent difference ... we ... 为了解决这一明显差异，我们……

➤ We solved this problem by ... 为了解决这个问题，我们通过……

➤ The purpose of our study is ... 我们这项研究的目的是……

➤ This study aims to/This paper reports on/This paper extends the method/This paper focuses on/This paper provides results/The purpose of this paper is to ... 本文的目的是……/本文报告了……/本文扩展……方法/本文重点是……/本文提供了……结果/本文的目的是……

➤ In this study, we tested the hypothesis that ... by examining ... 这项研究，我们提出……假说，并通过证实……（研究目的和方法合二为一加以叙述）

5. 前言中用来提出以前研究状况的句型

➤ Over the past 30 years ... 在过去的 30 年里……

➤ During the past decade, the theory of ... has developed in a variety of directions. 在过去的十年中，……理论已经向多个方向发展。

➤ The concept of ... was investigated quite intensively in recent years. 近年来，人们对……的概念进行了深入的研究。

➤ Although a lot of effort has been spent on improving these weaknesses, the efficient methods still need to be developed. 尽管在改善这些弱点方面付出了大量努力，但仍需开发高效的方法。

➤ To date, none of the methods developed is perfect and all are far from ready to be used in ... 到目前为止，所开发的方法都不完美，而且还远远没有准备好用于……

6. 研究假说和研究结论在前言和讨论中的不同表达

➤ **In Introduction**:

We hypothesized that the Rb-E2F1 pathway is one of the critical tumor suppressor/oncogene pathways involved in regulating telomerase expression and activity in glioblastoma.

➤ **In Discussion**:

We found that the Rb-E2F1 pathway is involved in regulating telomerase expression and activity in cancer and normal cells.

第五章 材料与方法（Materials and Methods）部分的写作

实验材料和方法（Materials and Methods）部分应描述你是怎样研究问题的（How did you study the problem?）。该部分内容通过详细描述实验材料和方法，为读者提供尽可能多的细节，以便具备一定能力的同行能重复论文所描述的实验。同时，审稿者可根据作者提供的实验材料和方法来判断论文实验方法是否合理，从而判断实验结果是否可以信任，进而判断实验结果在什么范围内具有普遍意义。

第一节 写作要点

材料与方法部分可能是 SCI 论文中写作难度最低的部分，但同时也是最重要的部分之一，其重点在于完整性和科学性。材料与方法部分好坏的唯一准则是：该部分是否给出了足够的信息，使得具备一定能力的同行能够重复论文中的实验。避免被拒稿的一个好办法就是把论文初稿给其他同行阅读，这样容易发现步骤中不完善的地方。在这一部分，主要应关注两个问题：①你用了什么？②你用了什么方法（包括统计方法）？具体应按照实验对象、实验材料、实验设备、实验分析方法等来组织文字。

（一）你用了什么？

1. 实验对象（experimental subjects） 该部分应该清楚地指出研究的对象（样品或产品、动物、植物、患者）的数量、来源和准备方法。要注意 SCI 期刊大多对牵扯到人或动物的实验都要经实验动物管理和使用委员会（Institutional Animal Care and Use Committee，IACUC）或伦理审查委员会（Institutional Review Board，IRB）审批通过。临床研究需要患者知情同意，并通过伦理审查委员会批准；动物实验需要符合研究单位的动物管理与动物实验的章程等。投稿时要提供相关委员会同意开展该研究性实验的批文。如果选用人作为研究对象，应交代研究对象的选择标准，并根据情况兼顾一般性的重要统计特征（年龄、性别和身体状况），以及其他与论文主题相关的统计信息（如体重、身高、种族等），并在投稿的时候附上受试人的知情同意书。

此外，要注意 SCI 期刊对牵扯到人或动物的实验都有一些特定要求，有些实验操作不允许在人或动物身上进行，这需要认真阅读投稿刊物中关于实验部分的详细规定；如果违反这一规定，可能不被接收评审或发表。

2. 实验材料（experimental materials） 药物和化学试剂的名称、规格、批号、型号、制造厂家名称、城市名、剂量、给药途径均要具体写明。避免使用商品名，最好使用通用名或者化学名称。非商业来源的化学药品和试剂必须提供来源信息，如 "The DCX antibody was kindly provided by Peter A. Rice（Buck Institute，La Jolla，CA）"。避免使用含糊的代词：比如用 "1% ethanol"，而不用 "solution 1"；用 "1mg/mL"，而不用 "indicated concentration" 等。列出的数据应当精准，一般同类型的数据精确度应该相同，例如同一列表中的重量、浓度等数据应统一精确到 0.01（或 0.1、0.001）；单位必须符合国际标准。如亩、公分等都不属于国际标准单位（对应的英文也需区分），kg、μl、kDa 等则应注意大小写。

3. 实验设备（experimental equipment）　要对仪器型号、生产厂家、实验过程中的用途等作详细说明。实验设备之间的连接安装要正确，不要给人混乱或操作错误的感觉。设备使用时一些必要的步骤不可或缺，尤其是可能对实验结果造成特定影响的操作更要详细说明，并在讨论部分能够进行对应的分析。比如，一些设备在使用前要校正，有的要求每阶段实验之后都要重新校正，以保证结果的准确性，在这种情况下一定要详细说明操作步骤或校正过程，便于评审人评判结果的可靠性。

（二）你用了什么方法？

1. 实验过程（experimental procedures）　实验过程就是实验的整个操作流程，描述要详略得当、重点突出，应遵循的原则是给出足够的细节信息以便同行能够重复实验。特别注意实验要定量：用量、时间、温度等都要具体写明。如果方法新颖且不曾发表过，应提供所有必需的细节；如果所采用的方法已经公开报道过，引用相关的文献即可。撰写时，不要事无巨细地罗列实验过程，而只需要撰写主要内容、关键环节，并说明其中不同于一般实验的设备和操作方法。撰写实验经过，通常采用研究工作的逻辑顺序，而不按实验先后顺序，要抓主要环节，从复杂的事物中理出脉络，按其发展变化和规律写。有时多个实验环节可能出现相同的操作步骤，此时仅详细描述第一次操作，后面引用第一个即可。撰写时要有鲜明的层次感，对每个步骤之间的顺序和关联要描述清楚，不要给评审人留下实验过程混乱不堪的印象，因为评审人是从过程描述最终判断实验是否合理。不要混淆研究过程和结果，材料与方法仅描述实验过程，而结果、结论、背景等内容应该在其他部分。

一般要附以实验流程图进行说明。这样能使评审人对实验过程一目了然，如果流程图画得漂亮，还可以增加一些印象分。流程图的画法很多，有文字式的，有文字和示意图结合的，不同实验有不同做法。

2. 统计分析（statistical analysis）　实验结果需要进行统计处理时，要提供足够的信息，包括：①实验重复了几次，一般来说实验至少重复三次；②均值；③标准误（SEM）或者标准差（SD）；④统计分析的方法；⑤ P 值（P value）。

第二节　写作注意事项

（一）正确的形式和语法

写作时通常用过去时，以第三人称和被动句为主，偶尔使用第一人称。很多书籍都建议写作时少用被动句式，但在科学论文的材料与方法部分，被动句式却很常用，因为这部分更注重的是做了什么，而不是谁做的。比如，这部分会常用类似"Mice were injected with ..."这样的句式，而不用"I injected the mice with ..."这样的句式。

（二）详略得当、重点突出

应关注并参考可能要投稿的刊物中的材料与方法部分的写作方法。字数尽量控制在1000～2000字。这个范围并不是绝对的，需要作者根据自己的研究和写作内容确定。如果使用的方法是读者所熟知的，则只要指出参考文献。如果读者并不熟悉作者所使用的方法，特别是如果作者采用的方法发表在一般读者不容易看到的刊物上时，应该在论文中对这种方法略作描述。如有改进，可将改进部分另加说明。如果解决一个问题有几种常用方法，最好明确指出自己所采用的方法，同时注明参考文献。在描述采用的研究方法时，应给出足够多的实验细节，以便具备一定能力的科研人员能够重复论文所述的实验。有时作者在材料与方法部分提供的信息过于简短，以致一些必要的细节被省略。比如，在论文中与其说"cells were broken as previously described [9]"（采用如文献 [9] 中描述的方法将细胞破裂），不如说："cells were broken by ultrasonic treatment as previously described [9]"（采用如文献 [9] 中描述的超声波方法将细胞破裂）。

（三）副标题

材料与方法部分通常都有副标题（subheading），它们的作用正是梳理实验设计的思路，帮助读者区分各个实验阶段的步骤。材料与方法部分的副标题，可以是几个重要研究内容，也可以是研究方法的重要步骤。想要知道是否可在材料与方法部分使用副标题及使用哪一种形式的副标题，应该查看欲投稿期刊上的类似论文。同时，要尽可能使材料与方法部分的副标题与结果部分中出现的内容前后顺序一致，这样读者也能很快将论文中的方法与结果部分的相应内容联系起来。

（四）查重率

如果第一次撰写论文，可以参考所要投的刊物中已发表的论文是怎么写的。材料与方法部分经常被模仿，如果模仿不当，很容易出现重复率过高的情况。投稿时，大部分期刊会使用查重软件进行抄袭检测。一般来说，文章整体重复率低于15%，满足连续 7 个词汇不重样，与单篇文章的重复率不超过 5%，都可以过查重这一关。为了避免大段的摘抄而造成重复率过高，我们平时可以多积累相关的词汇然后参考类似的论文进行改写，不失为一个好方法。

（五）常用的词汇

1. 实验方法中常用动词　extract（提取），dissect（解剖），homogenize（搅匀），separate（分离），transfect（转染），purchase（购买），dissolve（溶解），expose（暴露），sacrifice（牺牲），deprive of（剥夺），handle（处理），place（放置），record（记录），divide into（划分），adopt（采用），determine（确定），perform（执行），download（下载），dilute（稀释），perform（执行），obtain（获得），amplify（扩增），fuse with（融合），clone ... into ...（克隆），employ（使用），construct（构建），describe（描述），allow（允许），govern（管理），implement（实施），split into（拆分），carry out（执行），generate（生成），incorporate（合成），deposite（存放），classify（分类），revise（修订），include（包括），remove（删除），normalize（规范化），combine（合并），subdivide ... into ...（细分），calculate（计算），summarize（汇总），originate from（起源），avail（利用），detect（发现），define（定义），score（评分），use（使用），apply with（应用），categorize ... into ...（分类），filter（过滤），process（处理），anesthetize（使麻醉）...

2. 两物之间关系的描述　compare to/with（与……相比），depend on（依赖），base on（基于），rely on（依赖），(strongly) associate with/to, relate to（与……强相关）...

3. "认为，说明"相关的描述　assumed, stated, indicated, suggested, demonstrated, considered as ...

4. "分配"相关的描述　respectively（分别地），randomly assigned（随机分配），simultaneously（同时地），predominantly（主要地）...

5. 实验先后过程的连接词　initially（最初），additionally（此外），in addition（此外），moreover（而且），furthermore（而且），thereafter（此后），therefore（因此），consistently（一贯地），subsequently（随后），briefly（简短地），then（然后），finally（最后），accordingly（相应地），recently（最近），nevertheless（然而），however（然而），indeed（实际上）...

6. "评估"相关的描述　obtain，estimate，evaluate，assess，measure，examine，investigate，explore，identify，quantify，is characterized by ...

7. 生物学实验中常见四个层次的描述

（1）in vivo：活体内，即动物模型。

（2）in vitro：离体、体外。

（3）ex vivo：活体取材，一部分动物实验完成后取器官，或者指体外培养细胞在体内的回输实验。

（4）in silico：生物分析实验中用芯片、高通量测序等方法进行生信分析。

8. 实验伦理相关的描述

（1）患者知情同意书：participants provided informed consent，Written Informed Consent

（2）纳入患者：patient recruitment

（3）伦理审查委员会：Ethics Committee/Institutional Review Board (IRB)，ethics board approval, Institute Animal Ethics Committee

（4）相关法律法规：relevant guidelines and regulations

9. 参考前人研究方法的描述　为了简化对实验方法的描述，精炼文章文字。根据之前文献描述的描述方法/研究：as previously described，in accordance with，complied with，from previously published studies，using the framework developed by previously，using previously described expression profiles，for some of the previously published samples，previously published data in peer-review journals，following previous work ...

10. 统计方法描述　t-test，χ^2 test，Kaplan-Meier method，the receiver operating characteristic (ROC) curve，one-way ANOVA，two-way ANOVA，Bonferroni's multiple comparisons test，Mann-Whitney U test，linear regression test，Cox regression，rank-sum test ...

（六）统计方法描述及常见问题

在论文方法（Method）的最后一部分，要求对统计分析方法进行详细描述。必须根据数据的实际情况选择适当的统计方法来进行介绍。切忌不顾研究类型，都使用同一个固定的描述模板；还有的作者只写一句"经统计学处理"后，就写出结论。未交代所用统计方法、统计方法交代不清或根本不予交代，会使读者对论文结论的正确与否无法判断。有的甚至直接用 P 值说明问题，笼统地以 $P>0.05$、$P<0.05$ 或 $P<0.01$ 便得出结果差异。P 值的大小还与抽样误差大小有关。因此，还应写明具体的统计方法，如有特殊情况，还应说明是否采用了校正，应写出描述性统计量的可信区间，注明精确的统计量值（如 t 值、F 值和 u 值等）和 P 值，然后根据 P 值大小做出统计学判断，并做出相应的专业结论。

统计方法的描述主要包括以下 4 个内容：

（1）数据分析所使用的软件及其版本、所属公司、公司所属地等信息。例如："The data were analysed by the Statistical Package for the Social Sciences version 26.0 for Windows (SPSS Inc., Chicago, IL, USA)."。

（2）数据结果的呈现和描述。例如："The demography, clinical characteristics, and blood indicators of patients were described utilizing simple summary statistics. Continuous variables with normal distribution were presented as mean±standard deviation(SD);non-normal variables were reported as median (interquartile range)."。

（3）数据分析时所用的统计检验方法。例如："Variables were analyzed by t-test, Wilcoxon's signed rank test, and Fisher exact test. Spearman's `correlation analysis was used for bivariate analysis."。

（4）设定的假设检验水准。例如："A value of $P < 0.05$ was considered significant."。

一般常见的统计学错误有：①t 检验误用于多组资料比较；②成组 t 检验与配对 t 检验误用；③对于偏态分布的数据采用 t 检验或方差分析；④误用四格表卡方检验；⑤非正态分析资料用 $X \pm SM$ 方式来表述。以上这些错误的方法必然导致错误的结论。正确的做法是配对设计的计量资料宜选用 t 检验。t 检验和方差检验属于参数检验，t 检验只适合两组均数间的比较。若为大样本（$n > 50$），可选用 u 检验。多组间均数比较时，如果资料呈正态分布，且方差齐性时，应该用方差分析（也称为 ANOVA 分析或 F 检验）。数据资料不符合参数检验要求时，使用对资料分布特征无特殊要求的非参数统计方法。非正态分布的资料应该用中位数和四分位间距表示。四格表资料中若理论频数 < 1 或总例数 < 40 时，不适合用卡方检验，而应该采用 Fishier 精确概率法直接计算 P 值。要研究某两个或某几个总体均数是否相等，还要在方差分析的基础上进一步作两两比较的 q 检验（也称为 Student-Newman-Keuls 检验）。当多个观察组与一个对照组进行均数间比较时，应作 Dunnett t 检验。

第六章　结果（Results）部分的写作

研究结果（Results）作为一篇 SCI 论文的核心内容及主体部分，是整篇研究论文中所有数据的集中展示，包含了支持论文假说及理论的全部资料。结果部分承接"材料与方法"，为读者展示出材料与方法部分所描述的主要实验得出的主要结果，同时引出"讨论"，为作者得出相应结论及提出关键观点发挥重要的铺垫作用。一篇研究论文的水平取决于实验内容，对应的实验结果反映了研究论文的价值及创新性。由此可见，虽然读者也许不会把结果部分放于首位进行阅读，但其是体现研究论著价值的基石，起着不容忽视的作用。

结果部分的写作并不容易，需要对数据进行整合处理，保证数据准确无误，同时在文字描述方面也要做到言简意赅，避免赘述。结果部分的主要目的即回答实验内容所观察到的具有代表性的现象。针对同一实验内容，科研人员可能重复数十次，作者需要对数据进行鉴别和整理，期刊编辑和读者倾向于看到更具代表性的数据。

第一节　写作要点

一、注重结果写作的条理性

（一）撰写小标题

在撰写结果部分时，通常根据研究内容分出小标题，使结果部分看起来更有条理，同时读者阅读起来更为清晰。部分期刊的"作者须知"中明确指出结果部分应按照小标题的形式撰写。每一个结果部分的小标题是该部分实验内容和结果的总结，力求简洁清晰，使读者在阅读完小标题之后可以迅速地总结出结果部分展示的主要内容。另外也要注意，小标题的顺序体现了论文研究逻辑的合理性。一般情况下，结果部分的描述是按照实验内容的先后顺序撰写，可以根据"材料与方法"部分已列出的小标题进行描述，而部分作者则倾向于展示层层递进的结果，以显示研究的层层深入，这样更加利于读者对论文逻辑及结构的把握和理解。

小标题是对某一结果部分"故事"性的描述，一个高质量的小标题应当具备以下特点。

1. 所含信息丰富，小标题中应该适当涵盖 SCI 论文的题目、摘要以及关键词的部分内容，从而可以使读者抓住关键研究成果。

2. 逻辑性强，小标题之间应能展现研究的层层递进关系，读者可以通过阅读小标题快速了解论文结构，并且设置阅读的时间预期。

3. 句法一致，简明扼要。小标题的描述方式最好是相似的，且描述应当重点分明，甚至可以采用完整的句子作为标题。

小标题撰写示例：

案例 1：来自"MicroRNA-21 protects against cardiac hypoxia/reoxygenation injury by inhibiting excessive autophagy in H9c2 cells via the Akt/mTOR pathway"（miRNA-21 通过 Akt/mTOR 通路抑制 H9c2 细胞过度自噬来保护心肌缺血再灌注）。

（1）miRNA-21 expression in H9c2 cells after H/R stimulation

（miRNA-21 在心肌缺血再灌注后 H9c2 细胞中的表达）

（2）miRNA-21 up-regulation alleviates autophagy induced by H/R injury

（miRNA-21 上调可缓解 H/R 损伤诱导的自噬）

（3）miRNA-21 up-regulation alleviates <u>apoptosis</u> induced by H/R injury

（miRNA-21 上调可减轻 H/R 损伤诱导的细胞凋亡）

（4）miRNA-21 can signal through the PTEN/Akt/mTOR axis in the H9c2 cells

（在 H9c2 细胞中，miRNA-21 可以通过 PTEN/Akt/mTOR 轴发出信号）

（5）Inhibiting the Akt/mTOR axis partially abrogates the miRNA-21-mediated protection during H/R injury

（抑制 Akt/mTOR 轴部分消除了 miRNA-21 介导的对 H/R 损伤的保护作用）

解析：以上 5 个小标题层层递进（现象→功能→机制），结构及句式相似，并且涵盖论文题目及关键词的部分内容（见下划线单词）。根据以上分析，请观察案例 2 中小标题的逻辑结构。

案例 2：来自 "MDA-7/IL 24 mediates cancer cell specific death via regulation of miRNA-221 and the Beclin-1 axis"（MDA-7/IL 24 通过调节 miRNA-221 和 Beclin1 轴介导癌细胞特异性死亡）。

（1）<u>MDA-7</u> regulates <u>miRNA-221</u>

（MDA-7 调节 miRNA-221）

（2）MDA-7/<u>IL-24</u> downregulates miRNA-221 in diverse <u>cancer cell</u> lines

（MDA-7/IL-24 在多种癌细胞系中下调 miRNA-221）

（3）Overexpression of miRNA-221 rescues cells from MDA-7/IL-24—mediated cell death

（miRNA-221 的过表达从 MDA-7/IL-24 介导的细胞死亡中拯救细胞）

（4）MDA-7/IL-24 regulation of miRNA-221 expression is <u>ROS dependent</u>

（MDA-7/IL-24 对 miRNA-221 表达的调节依赖于 ROS）

（5）<u>Beclin-1</u> is a direct target of miRNA-221

（Beclin-1 是 miRNA-221 的直接靶标）

（6）MDA-7/IL-24 regulates miRNA-221 expression *in vivo*

（MDA-7/IL-24 在体内调节 miRNA-221 的表达）

（二）围绕主题，分清主次

在撰写结果部分时一定要围绕研究主题，适当缩减分支内容的描述，否则会影响主要结果的表达。一项研究的完成一定经过了研究者周密的设计及思考，因此研究中所得结果也会是多方面及多层次的，然而对于一篇论文而言仅有一个主题，虽然作者可以有主题之外的小部分其他内容，但相对于主要研究结果来说其表达是次要的。对于研究主题外的分支研究，研究者可以进行后续的扩展研究，并另外撰写与此相关的论文，但不应作为目前所撰写论文的主要描述内容。在撰写时，作者应表明每一部分结果的目的及意图，有逻辑、有层次地逐一列出，使读者清晰明了地理解研究主旨。结果部分应紧扣主题，切忌面面俱到，不然很容易使审稿人及编辑产生"虽然该项研究内容非常丰富，但始终有云里雾里的感觉"。

二、结果写作的主要内容

在完成实验工作之后，就需要对实验所获得的数据进行统计学分析及归纳，并且以图或者表格的形式在结果部分进行展示。因此，一般情况下，SCI 论文结果部分的主要内容由数据、正文、图表三个部分组成，表格和插图的制作及使用将在第二节进行详细描述。

（一）结果写作的原则

文字是描述结果最为重要且不可缺少的手段，力求简明扼要，使用最简洁的语言描述结果，以便读者理解。文字描述一般是基于数据、图表进行说明，针对每个实验结果分别进行讲述。在描述结果时应遵循以下原则。

1. 需采取实事求是的科学态度，客观务实，切忌对实验结果进行夸大、篡改，真实的数据才能体现最大的科研价值。

2. 应当详略得当，要着重描述图表特征，例如将资料或者数据的范围、高低、大小、趋势等描述清楚，不需要额外增加讨论及解释，若偶尔遇到十分有趣或有意义的结果，但与该研究主题关系不大，不值得在后续讨论中单独提及，可以在结果部分进行简短的讨论，但应避免影响主要结果的描述，以免偏离研究主题。

3. 每一张图表均需在结果部分进行描述，且需将图表放于相应结果附近，部分期刊要求图片置于全文最后，此种情况可参考相应期刊的"作者须知"部分。

然而，在作者实际撰写过程中发现，有部分数据和结果并不适合在图表中展示，多为以下两种情况：①当结果中数据较少，能作为同类比较的项目资料不多时；②结果的因素单一，与实验结果中的其他资料无法联系或者相关性较低的数据（比如阴性结果）。以上两种情况通常使用文字表达数据资料，如以下两个案例：

（1）Upregulation of miR-328 significantly increased invasiveness of TP365MG glioma cells to 176.6%±42.4% (P=0.028).

（2）We found that the nutlin-3a-induced increase in caspase-6 was diminished when 1396-11 and nutlin-3a were combined, implying its degradation (Figure 5D). We did not detect the cleaved band of caspase-6, probably due to limitations in Western blot sensitivity. We observed no consistent increase of caspase-7 protein levels in nutlin-3a-treated OCI-AML3 cells.

（二）数据结果的统计描述

一般而言，数据与图表密不可分，数据是图表的基础。在一项研究中，原始数据是指未经统计学处理的实验观察记录，是保证研究真实可信的基石。而统计学分析处理则是让庞大的原始数据展现其规律性，从而获得实验结果的描述性统计量。因此，我们很少看到SCI论文中展示原始数据，而是通过统计量进行描述。关于统计学处理的详细操作详见统计学相关书籍，此处不再赘述。此部分仅对结果部分涉及的描述性统计量进行规范化的汇总讲解。

1. 常用的描述性统计量：对于正态分布的资料，一般采用均数和标准差来描述数据的集中和离散情况；非正态分布的资料，常采用中位数和四分位间距来描述。

2. 一般情况下，在描述均值、标准差、中位数、四分位间距等指标时，建议小数位数不要超过原始测量数据的小数位数。

3. 均数和标准差的小数位数应保持一致。例如："The average age of the women interviewed was only 21.5 (SD, 3.35)."此处建议修改为21.5 (SD, 3.4)。

4. 结果描述中切忌为了追求数据的精确度，而使展示的数据脱离了现实经验。例如："The mean (SD) follow-up was 2.443 (1.800) years for the nonopioid group."〔非阿片类药物组的平均随访时间（SD）为2.443（1.800）年〕。此例中随访时间精确到了以"小时"为单位，而实际的临床研究随访过程中，一般以"周"或者"月"为单位，因此该部分的结果描述脱离了现实经验，不仅不能增加论文的价值，反而降低了论文的可读性及可信度。所以应该修改为"The mean (SD) follow-up was 2.44 (1.80) years for the nonopioid group."。

5. 结果撰写中需准确描述测量单位，部分期刊的"作者须知"中对测量单位的使用进行了明确要求，一般情况下推荐使用国际单位（SI）。同时还应注意，在结果描述中，当某个指标有不同的计量单位时，需进行统一换算及描述。

6. P 值的描述：一般情况下，描述 P 值时建议不要超过 3 位小数。对 P 值的解释也应谨慎，当 P 值在临界值附近时，要谨防产生 I 类和 II 类错误。通常在设定检验水平 $\alpha=0.05$ 的情况下，若假设检验得出 $P \leqslant 0.05$，即认为存在统计学显著性。

7. 常用专业术语的使用：在进行结果描述时，一些常用的统计专业术语不能用其他普通名词替代，如置信区间（confidence interval，CI）、相关（correlation）、发病率（morbidity）、患病率（prevalence rate）、灵敏度（sensitivity）、特异度（specificity）等。

第二节 图表制作

图表承载着大量的数据资料，能够更直观、形象地展示结果和观点，并在一定程度上反映科研论文的研究内容和水平。图表是文字和图形的融合，可以简明扼要地揭示事物形态及变化规律，弥补文字叙述的不足，有利于读者进行对比分析，提高阅读效率，且更具有说服力。具体来说，图表在科研论文中的主要作用及特征如下。

1. 图表制作的基本要求是读者通过图表就能基本了解研究的内容和结果，具有"自明性"，读者可以使用极短的时间大致了解，并不需要去精读结果部分的正文。因此，"自明性"是衡量图表的重要标志，制作有效、清晰明了的图表至关重要。

2. 图表是展示数据、揭示变化规律的重要手段，同时图表可以快速、直观地进行数据比较。

3. 图表可以更加形象地展示原始数据。在科研论文中，有很多结果都是通过特定仪器产生，比如通过电子显微镜拍摄的免疫荧光图、通过心电图机获得的心电图等，为了更加形象地展示结果的变化趋势，除了数据外，往往还需要附上原始记录图片，特别是在分子生物学研究中，有时还要绘制复杂的结构示意图，这是文字描述无法替代的。

由此可见，图表在科研论文中发挥着重要作用，作者应当重视图表设计，从而提升论文质量。

一、插图的绘制和使用

科学论文中插图种类繁多，常用的有线形图、条形图或直方图、饼形图或百分比图、散点图、结构或流程图、照片图等，绘制方法多样，一般可以采用 Excel、GraphPad 等软件进行绘制。下面针对常用插图类型的绘制原则及注意事项进行详细分析。

（一）X-Y 线形图

X-Y 线形图用于说明两个变量之间的关系和趋势，通常用于展示连续性变化的结果（图 6-1）。一般将自变量标注于 X 轴，因变量标于 Y 轴。线形图绘制的一般原则及要求如下。

1. 线形图一般由图题、坐标轴、坐标轴标目、图注 4 个部分组成。

2. 多组线条应当能够清晰分辨，使用不同的符号进行区分。

3. 线形图中的文字标注、测量单位、坐标轴数据等应易于辨认。

4. 图片要求

（1）TIFF 文件格式：分辨率至少 1000dpi；采用 LZW 压缩可大幅减小文件大小。

（2）EPS 文件格式：同一论文中不同插图线条粗细应保持一致；同一论文中不同插图间

字体、字号应保持一致。

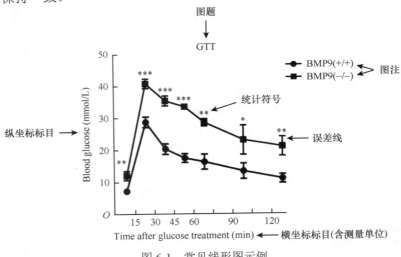

图 6-1　常见线形图示例

（二）条形图或直方图

条形图或直方图是科学论文中使用最为广泛的统计图表，能够更加清晰地展示数据的大小、改变方式和趋势（图 6-2，图 6-3）。条形图中每一条代表一类数据，条的长短代表数据的大小。条形图绘制的一般原则及要求如下。

1. 不同类数据应当采用不同颜色条形进行区分，易于辨认。

2. 代表不同类数据的条形图应有图注。

3. 图中的文字、图注、标注等易于辨认。

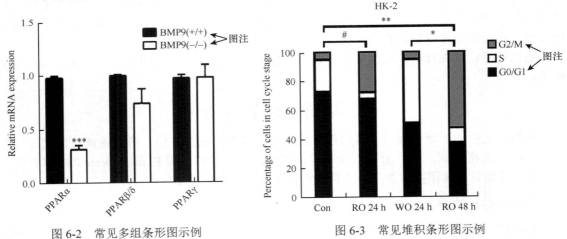

图 6-2　常见多组条形图示例　　　　图 6-3　常见堆积条形图示例

（三）散点图

散点图由若干点组成，这些点对应直角坐标系横、纵坐标轴对应变量的数值，散点图可以更加直观地展示样本量，可以从散点的位置观察数值的大小、趋势及变化的范围（图 6-4）。散点图中可以加入曲线，更加清晰地显示结果变化趋势；也可以加入条形图，在显示所有数据的平均值及标准差（或标准误）的同时展示每个样本对应数值。

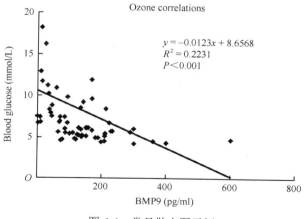

图 6-4　常见散点图示例

（四）照片图

照片图使用显微镜拍摄的组织切片照片、标本照片、形态学照片等，能够辅助更真实地展示结果（图 6-5，图 6-6），但在使用照片图时应注意以下几点。

1. 图片清晰度高，照片图质量一定程度上也可反映论文质量。

2. 组织切片的照片图应当标明比例尺，必要时可使用箭头进行重要染色部位的指示。

3. 荧光照片还需标注特定指标对应的染色颜色。

4. 标本照片需要进行大小比较时，需将比例尺同时放于照片中（如比较肿瘤大小）。

5. 灰度图：灰度图包括黑白显示的照片类型，如电镜照片、电泳条带等。TIFF 文件格式：

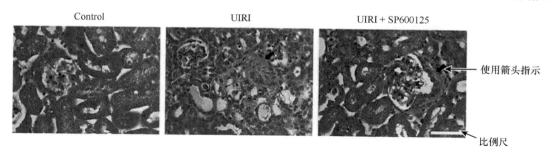

图 6-5　组织切片拍摄照片示例

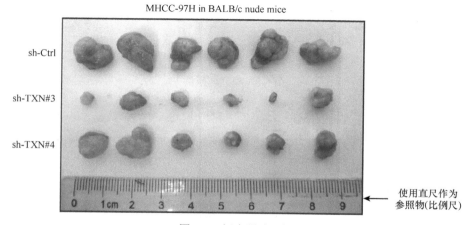

图 6-6　标本照片示例

分辨率至少 300dpi（建议采用 400dpi 或 500dpi）；采用 LZW 压缩可大幅减小文件大小。EPS 文件格式：嵌入灰度图分辨率至少 300dpi，文字等保持矢量特性。

6.彩色图：包括病例切片照片、动物照片、荧光显微镜照片等。注意彩色显示和印刷的线条图不属于此类。TIFF 文件格式：分辨率至少 300dpi（建议采用 400dpi 或 500dpi）；EPS 文件格式：嵌入的彩色图分辨率至少 300dpi，文字保持矢量特性。

（五）结构图或流程图

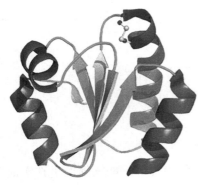

图 6-7　结构图示例

在分子生物学研究中，结构图可以更加清晰地展示分子结构（图 6-7）；而流程图则能够详细地描述各个实验步骤或逻辑思路之间的关系，使读者能够更加快速地了解科研论文的研究框架。绘制结构图或流程图的时候应注意：①结构图的每一部分结构应有对应的注释；②流程图应简洁、直观。

（六）医学模式图

医学模式图是使用电脑软件人工绘制的用以辅助反映某个医学过程的图像（图 6-8），此类图通常能极大地提高论文质量，建议最好使用彩色模式以及矢量图格式提交。TIFF 文件格式分辨率建议至少 500dpi，EPS 文件格式文字等保持矢量特性。

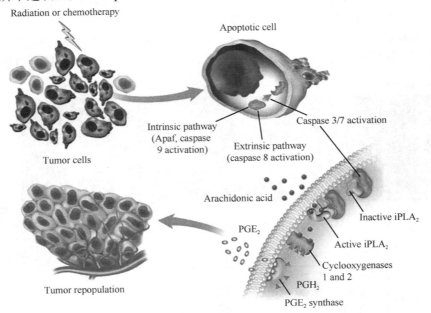

图 6-8　模式图示例

二、插图制作的注意事项

插图制作时应当根据图片类型及期刊"作者须知"的要求进行认真地设计，使插图清晰、简明、美观。

（一）插图的设计

大多数科研论文中的图片是将多种类型的插图合并在同一张图片中，属于复合图片（图 6-9），通常按照结果描述顺序进行排版设计，并应对每一张图片进行英文字母排序。设

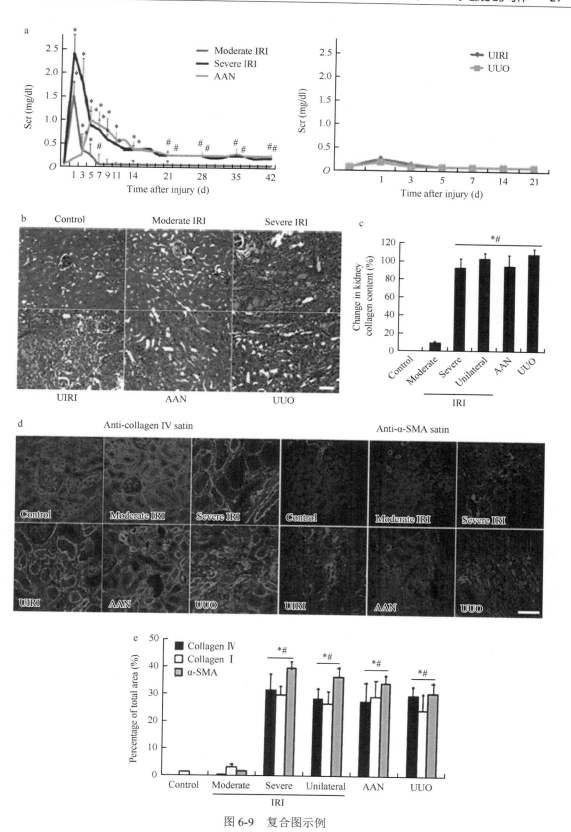

图 6-9　复合图示例

计好的复合图应有图序和图题，图序即复合图的序号，使用阿拉伯数字进行排序，一般使用"Figure 1"或"Fig.1"进行描述，一篇文章只有一个复合图也应使用序号。复合图一般放置于靠近第一次提及它的位置，也有部分期刊要求放于文章末尾，图注之前。

　　TIFF 文件格式：分辨率至少 500dpi，采用 LZW 压缩可大幅减小文件大小。EPS 文件格式：嵌入的灰度图和彩色图片分辨率至少 500dpi，文字及线条图保持矢量特性。

（二）插图绘制的规范

1. 编辑插图推荐使用的软件

（1）图片编辑类：Adobe Photoshop。

（2）矢量绘图类：Adobe Illustrator 或 CorelDRAW。

（3）图表制作类：Excel、GraphPad、Origin、SigmaPlots、SPSS。

2. 插图的文件格式

（1）TIFF 文件格式：位图，如使用 Photoshop 编辑插图时，为避免文件过大，导出的 TIFF 文件格式图片应合并图层。

（2）EPS 文件格式：矢量图，其中可以嵌入位图。

3. 文件名　切记投英文期刊时不得使用中文名，如：图1、图2 等。

4. 彩色模式　RGB 模式或 CMYK 模式，请仔细阅读投稿期刊的"作者须知"。

5. 字体

（1）字体类型：英文多用 Arial 或 Times New Roman 字体，全篇论文中插图的字体应统一。

（2）字体大小：插图上最大文字不应大于 14pt，尽量使用 8～12pt，并尽量少用 6pt 以下字体（注：这里描述的是打印分辨率下的字体）。

6. 线条粗细　线条图中坐标轴应使用黑色，线条粗细在 0.25～1.5pt，线条过细，印刷时会出现断痕，线条过粗影响美观。论文中线条粗细应统一，不可以出现同一类型线条粗细不一的情况。

7. 图片压缩　为了投稿时插图文件快速上传，建议对 TIFF 文件格式的灰度图、线图使用 LZW 压缩，彩色照片类图片使用 LZW 压缩后大小改变不明显。

8. 文件大小　单个图片文件大小最好不超过 10MB，如果单张插图使用 LZW 压缩之后，大小仍大于 10MB，说明图片版面过大，应分成多图或重新制作。

9. 插图尺寸　图幅大小参考不同期刊的"作者须知"部分，若期刊未做强制要求，一般情况下可以将图幅分为以下三种版图：半版图（8cm宽）、整版图（17cm 宽）、2/3 版图（12～15cm 宽），作者应根据插图内容进行版面设计。

（1）半版图：可以包括一个或者几个部分，算作一张图片，图片总宽度为 8cm，高度没有限制，但不可过高，过高导致很难排版。半版图的左右两侧最好不要留空白。图 6-10 为半版图示例，此图片边缘与文字对齐，未留有空白。

（2）2/3 版图：可以包括一个或几个部分，算作一张图片。图片总宽度为 12～15cm，图片高度没有限制，但是不可过高（不宜高于 20cm），过高会导致很难排版。2/3 版图示例见图 6-11。

（3）整版图：可以包括一个或几个部分，算作一张图片。图片总宽度为 17cm，图片高度没有限制，但是不可过高（不宜高于 20cm），过高将导致排版困难。整版图示例见图 6-12。

（三）配图说明（**Figure Legends**）的书写

图例通常包括图序、图题和图注。图题即插图的标题，要求简洁准确，指向性明确，能

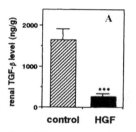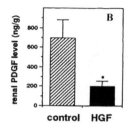

Figure 5. Decreases in renal concentrations of TGF-β and PDGF proteins by HGF. (*A*) Renal levels of TGF-β protein. (*B*) Renal levels of PDGF protein. Data are expressed as mean±SE (*n* = 6). Statistical analysis: *P < 0.05 and ***P < 0.001 compared with the control group.

TGF-β expression by HGF was also noted in rats with liver cirrhosis (34).

Recently, Takayama et al. reported that a transgenic mouse strain expressing HGF at extremely high levels manifests glomerulosclerosis and cystic tubules (47). This seems to conflict with our observations. In the transgenic mice, however, highly expressed HGF gene at local sites was, as they described, an important factor for the onset of the renal phenotype, because no correlation was seen between the renal lesions and serum HGF level (47). In contrast, no renal lesion was seen in other transgenic mice manifesting considerable HGF levels (48). We did not observe any lesions in various tissues, including the kidney, even through HGF was daily administrated into normal mice and rats at fully effective doses for 2 mo (data not shown). Taken together with our present results as well as with the previous results in other models for chronic organ injuries (27, 34–36), administration of HGF at pharmacologically effective doses seems to be safe, except when HGF is supplied at extremely high levels at local sites, including the kidney.

So far, there has been no clinically effective treatment for the pathological condition of CRD patients except through renal transplantation, but targeting strategy for fibrogenic molecules such as TGF-β and PDGF (45, 46) would be available to directly prevent fibrosis. On the other hand, our strategy using supplement of HGF may also have a therapeutic potential in minimizing clinical manifestation of CRD, through reducing injured area by expanding intact area as well as through reducing renal expressions of TGF-β and PDGF. Although further studies are needed to examine the effect of HGF on other CRD, we emphasize a possibility that HGF may be one of the promising candidates for preventing clinical manifestations of CRD. Additionally, our observations provide further insight into cellular and molecular pathogenesis of tubulointerstitial fibrosis, the best histological marker reflecting CRD.

References

1. Lazarus, J.M., B.M. Denker, and W.F. Owen. 1996. Hemodialysis. *In* The Kidney. 5th Ed. B.M. Brenner, editor. W.B. Saunders, Philadelphia. 2424–2506.
2. Brenner, B.M., T.W. Meyer, and T.H. Hostetter. 1982. Dietary protein intake and the progressive nature of kidney disease: the role of hemodynamically mediated glomerular injury in the pathogenesis of progressive glomerular sclerosis in aging, renal ablation, and intrinsic renal disease. *N. Engl. J. Med.* 307:652–659.
3. Ong, A.C., and L.G. Fine. 1994. Loss of glomerular function and tubulointerstitial fibrosis: cause or effect? *Kidney Int.* 45:345–351.
4. Risdon, R.A., J.C. Sloper, and H.E. Wardener. 1968. Relationship between renal function and histological changes found in renal-biopsy specimens from patients with persistent glomerular nephritis. *Lancet.* 2:363–366.
5. Bohle, A., F. Strutz, and G.A. Muller. 1994. On the pathogenesis of chronic renal failure in primary glomerulopathies: a view from the interstitium. *Exp. Nephrol.* 2:205–210.
6. Eddy, A.A. 1996. Molecular insights into renal interstitial fibrosis. *J. Am. Soc. Nephrol.* 7:2495–2508.
7. Kliem, V., R.J. Johnson, C.E. Alpers, A. Yoshimura, W.G. Couser, K.M. Koch, and J. Floege. 1996. Mechanisms involved in the pathogenesis of tubulointerstitial fibrosis in 5/6-nephrectomized rats. *Kidney Int.* 49:666–678.
8. Lloyd, C.M., A.W. Minto, M.E. Dorf, A. Proudfoot, T.N.C. Wells, D.J. Salant, and J.C. Gutierrez-Ramos. 1997. RANTES and monocyte chemoattractant protein-1 (MCP-1) play an important role in the inflammatory phase of crescentic nephritis, but only MCP-1 is involved in crescent formation and interstitial fibrosis. *J. Exp. Med.* 185:1371–1380.
9. Hostetter, T.H. 1995. Progression of renal disease and renal hypertrophy. *Annu. Rev. Physiol.* 57:263–278.
10. Nakamura, T., T. Nishizawa, M. Hagiya, T. Seki, M. Shimonishi, A. Sugimura, K. Tashiro, and S. Shimizu. 1989. Molecular cloning and expression of human hepatocyte growth factor. *Nature.* 342:440–443.
11. Miyazawa, K., H. Tsubouchi, D. Naka, K. Takahashi, M. Okigaki, N. Arakaki, H. Nakayama, S. Hirono, O. Sakiyama, K. Takahashi, et al. 1989. Molecular cloning and sequence analysis of cDNA for human hepatocyte growth factor. *Biochem. Biophys. Res. Commun.* 163:967–973.
12. Igawa, T., S. Kanda, H. Kanetake, Y. Saitoh, A. Ichihara, Y. Tomita, and T. Nakamura. 1991. Hepatocyte growth factor is a potent mitogen for cultured rabbit renal tubular epithelial cells. *Biochem. Biophys. Res. Commun.* 174:831–838.
13. Montesano, R., K. Matsumoto, T. Nakamura, and L. Orci. 1991. Identification of a fibroblast-derived epithelial morphogen as hepatocyte growth factor. *Cell.* 67:901–908.
14. Nagaike, M., S. Hirao, H. Tajima, S. Noji, S. Taniguchi, K. Matsumoto, and T. Nakamura. 1991. Renotropic functions of hepatocyte growth factor in renal regeneration after unilateral nephrectomy. *J. Biol. Chem.* 266:22781–22784.
15. Joannidis, M., K. Spokes, T. Nakamura, D. Faletto, and L.G. Cantley. 1994. Regional expression of hepatocyte growth factor/c-met in experimental renal hypertrophy and hyperplasia. *Am. J. Physiol.* 267:F231–F236.
16. Kawaida, K., K. Matsumoto, H. Shimazu, and T. Nakamura. 1994. Hepatocyte growth factor prevents acute renal failure and accelerates renal regeneration in mice. *Proc. Natl. Acad. Sci. USA.* 91:4357–4361.
17. Miller, S.B., D.R. Martin, J. Kissane, and M.R. Hammerman. 1994. Hepatocyte growth factor accelerates recovery from acute ischemic renal injury in rats. *Am. J. Physiol.* 266:F129–F134.
18. Kurosawa, T., M. Okamoto, K. Yamada, and B.F. Yue. 1993. Nephrosis (nep): a new mouse mutation which causes albuminuria and other symptoms of nephrosis. *Mouse Genome.* 91:876–879.
19. Ogura, A., T. Asano, O. Suzuki, Y. Yamamoto, Y. Noguchi, H. Kawaguchi, and Y. Yamaguchi. 1994. Hereditary nephrotic syndrome with progression to renal failure in a mouse model (ICGN strain): clinical study. *Nephron.* 68:239–244.
20. Mizuno, S., B.F. Yue, M. Okamoto, Y. Horikawa, and T. Kurosawa. 1997. Diffuse glomerulosclerosis without tubular injury does not directly manifest renal dysfunction in nephrotic mice (ICGN strain). *Exp. Nephrol* 5:498–507.
21. Shima, N., E. Tsuda, M. Goto, K. Yano, H. Hayasaka, M. Ueda, and K. Higashio. 1994. Hepatocyte growth factor and its variant with a deletion of five amino acids are distinguishable in their biological activity and tertiary structure. *Biochem. Biophys. Res. Commun.* 200:808–815.
22. Raij, L., S. Azar, and W. Keane. 1984. Mesangial immune injury, hypertension, and progressive glomerular damage in Dahl rats. *Kidney Int.* 26:137–143.

图 6-10　半版图示例

概括插图内容，如果插图对应的是科研论文中某一部分结果，可以将该结果部分的小标题作为插图的图题。

通常情况下每一张插图的配图说明统一排在参考文献后面，不要排在插图的下面，文章发表时期刊会再次进行排版。

图注叙述应简洁，一般不超过 300 字，不应包含方法学等细节内容，不要重复叙述结果部分的内容。

图注中应该包含需要解释的度量单位、符号、缩略语等图中未表达但必须解释清楚的信息，如果插图中包含统计类型插图，应在图注中说明采用的是标准误、标准差还是数值范围

J Am Soc Nephrol 14: 3138–3146, 2003

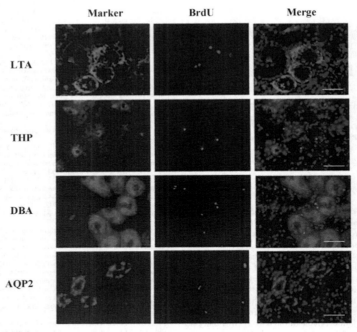

Figure 2. Distribution of LRC in nephron segments of normal rat kidneys. BrdU was injected intraperitoneally into normal rats once a day for 7 d, and kidneys were removed after a 2-wk chase period. Localization of Lotus tetragonolobus agglutinin, Tamm Horsfall glycoprotein, Dolichos Biflorus agglutinin, aquaporin-2, and BrdU were examined by indirect fluorescence staining. DAPI (blue). Bars = 50 μm.

(Figure 7, n and r) but not in normal kidneys (data not shown). Similar to the localization of vimentin, E-cadherin was also expressed by cells lying close to LRC (Figure 7, m to p). LRC surrounded by E-cadherin–expressing cells did not express E-cadherin. Moreover, the expression of E-cadherin and vimentin seems continuous but exclusive (Figure 7, q to t), indicating the various differentiation stages of regenerating cells.

Discussion

In the present study, we demonstrated that BrdU was incorporated into tubular cells, mesangial cells, and capillary endothelial cells in the kidneys of normal rats after daily injection of BrdU for 1 wk. In addition, after a 2-wk chase period, BrdU-positive cells were no longer detectable in glomeruli or capillary vessels in these rats (Figure 1), suggesting that these enough to detect them by PCNA staining. In the present study, we cannot distinguish whether BrdU-positive mesangial cells or capillary endothelial cells are resident renal cells or extrarenal cells, but there is some suggestive evidence about their origin. In the adult, tissue regeneration was thought to occur through the action of tissue-restricted stem cells. However, it is now believed that stem cells from one organ system can develop into differentiated cells within another organ system (16). Consistent with this notion, it has been reported that bone marrow–derived progenitor cells could be substituted for mesangial cells (17–19) or vascular endothelial cells (20,21). Therefore, the possibility cannot be denied that BrdU-positive mesangial cells or capillary endothelial cells are derived from bone marrow. Further study will be needed to clarify this issue. In contrast to mesangial and endothelial cells, LRC are clearly detected in renal tubules (Figures 1 and 2). Recent studies

图 6-11   2/3 版图示例

以及 *P* 值等。

插图中含有照片图时，应在图注中说明比例尺或放大倍数，当有箭头、符号、数字或者字母时，要对相应部分进行明确解释。

如图 6-9 的配图说明如下：

Figure 1 Clinical-pathological features of AKI models. (a) Changes of serum creatinine over time in AKI mouse models, including moderate and severe IRI and AAN (left) and unilateral IRI (UIRI) and UUO (right) models (*n*=8 for each time point). *$P < 0.001$, #$P < 0.01$ versus day 0 before procedure. (b) Histology of the fibrotic outcomes of the AKI models (*n*=3 mice in each group, Masson's trichrome staining showing fibrosis with blue color). (c) Sircol assay of kidney collagen

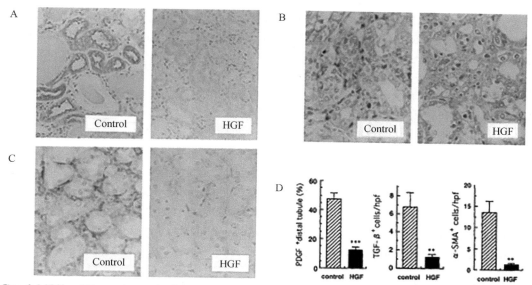

Figure 3. Inhibition of fibrogenetic events in tubular and tubulointerstitial areas by HGF injections. (*A*) Immunostaining for PDGF localized in distal tubules (×130). (*B*) Immunostaining for TGF-β localized in macrophage- or fibroblast-like cells (×220). (*C*) Immunostaining for myofibroblasts, as identified as α-SMA–positive cells (×220). (*D*) Semiquantification of these histological findings (mean ±SE, *n* = 6). Statistical analysis: **P < 0.01 and ***P < 0.001 compared with the control group.

In early-stage CRD, nephrotic mice have been found to show tubular growth in the surviving nephrons, but this growth is no longer seen in the end stage, as a result of renal dysfunction (20). Therefore, we attempted initially to stimulate tubular growth to compensate for impaired renal function. Interestingly, tubular growth could be sustained at a significant level in the CRD mice treated with HGF. This indicates that reduction of the tubular parenchymal component, followed by subsequent interstitial expansion, was almost completely inhibited by the HGF injections. These histological changes are consistent with the prevention of increases in the BUN and sCr levels in the HGF-treated mice. The recovery from renal dysfunction after the HGF injections seems to be, at least in part, associated with compensatory tubular growth, which probably occurred in the remaining intact nephrons, while HGF may also activate tubular Na⁺-K⁺ ATPase (37). Both of these effects are thought to lead to the restoration of renal dysfunction via the tubuloglomerular feedback system. It is also noteworthy that HGF has a unique morphogenic activity to induce branching tubulogenesis in renal epithelial cells (13), and that HGF is involved in morphogenesis and development of renal tissues (13, 38–40). Although it is quite difficult to obtain evidence that HGF exerts such a morphologic activity to accelerate histological as well as functional restoration in the kidney of ICGN mice, it is likely that HGF may also be involved in morphogenic processes (including activation of cellular functions), because growth-promoting activity of HGF alone is unlikely to be sufficient to support full restoration of renal tubules. Tubular cellular proliferation without concomitant expansion

(or reconstruction) of normal architecture would result in the formation of nonfunctional renal tissue.

We found that HGF also attenuated the progression to glomerular obsolescence. As a possible explanation, the suppression of the tubulointerstitial and periglomerular myofibroblast formation by HGF may be associated with the attenuated glomerulosclerosis, because extraglomerular myofibroblasts accelerate further progression of glomerulosclerosis (41, 42). In brief, glomerular obsolescence occurs, in part, as a consequence of infiltration of glomerular tufts by interstitial myofibroblasts. If so, the attenuating effect of HGF on glomeruli may be attributable to the reduced myofibroblast formation in the interstitial areas. Recently, it was demonstrated that HGF is a potent endothelium-specific growth factor in vascular tissue and that a decrease in local production of HGF causes atherosclerosis (43). In view of the importance of a progressive loss of endothelial cells in the progression of glomerulosclerosis as well as of atherosclerosis, HGF may possibly attenuate progression of glomerulosclerosis through preventing endothelial injury.

So far, it has been suggested that severe and persistent glomerulosclerosis accelerates progression of tubular destruction in CRD, presumably through postglomerular vascular deterioration (5). To put it another way, the attenuation of glomerular injury by HGF may, at least in part, prevent further tubular injury and may facilitate the compensatory proliferation of intact tubular cells in response to exogenous HGF. Since it is generally difficult to determine whether glomerular injury causes or reflects tubulointerstitial fibrosis (3), we could

图 6-12 整版图示例

content in the five AKI models ($n=3$ mice in each group). *$P<0.001$ versus control, #$P<0.001$ versus moderate IRI. (d) Immunostaining of collagen IV (left, green (anti-collagen IV)) and α-SMA (right, red (anti-α-SMA)) in AKI models ($n=3$ mice in each group). (e) The percentage of total tissue area that stained positively for collagen IV, collagen I and α-SMA in the kidneys at 42 d (moderate IRI, severe IRI, UIRI and AAN) or 14 d (UUO). *$P<0.001$ versus control, #$P<0.001$ versus moderate IRI. Scale bars, 50μm. Error bars represent s.d.

解析：在该图注中使用简短的图题简述了 Figure 1 展示的结果主要内容；对图内所有插图使用的小写字母进行排序并撰写图注进行对应解释。

（1）细节解释：指出具体实验分组、所使用的样本数量（如"$n=8$ for each time point"；"$n=3$ mice in each group"等）。

（2）统计量的解释：与 P 值相关的符号说明（如"*$P<0.001$ versus control"），条形图展示数据的标准差。

（3）照片图的解释：照片图中阳性区域对应颜色（如"Masson's trichrome staining showing fibrosis with blue color"；"Immunostaining of collagen IV (left, green (anti-collagen IV)) and α-SMA (right, red (anti-α-SMA)) in AKI models"）；比例尺描述（如"Scale bars, 50μm"）。

（四）插图绘制细节

1. 插图中含有坐标轴时，应使用标目来说明坐标轴的含义，使用标值来定量表述坐标轴的尺度，标目应当位于坐标轴正中位置，与坐标轴平行，标值应注意不要过分密集，以免在复合图中难以辨识，为了更加清晰，应尽量控制标值数字不超过 3 位；应选择合适的标值及标值间距，使所描绘插图中所有数据被涵盖于坐标轴中，从而正确、真实地反映数据。在同一篇文章中的多幅插图中，尽量使各要素统一：比如在不同结果部分，作为同一变量的对照组，其采用的柱形图颜色及对应图例应尽量一致；同一幅插图中，同类型的图片大小应保持一致，单位刻度尽量相同。

2. 插图中的缩略语应与文章正文中一致。.

3. 一篇文章中的插图不宜过多，一般不多于 8 幅，过多的插图会影响阅读，可以将不必要的插图附于补充材料内。

4. 插图设计时既要避免过多的留白，也要避免拥挤，应当使插图大小与插图中所提供的信息量相匹配。

5. 复合图中，每一个图尽量按照正文出现顺序标号，并且都应清楚标记为 A（a）、B（b）、C（c）等。

6. 图内的字体、符号、线型等应比例适当，使插图美观、清晰。

7. 为大篇幅描述性的文字添加医学模式图，可以增加论文可读性，从而提高论文质量。

（五）插图绘制的流程

1. 了解投稿期刊的插图要求 登录欲投稿期刊网站，在网站中寻找"for authors"字样的链接，期刊网站常用"Information for authors""Guide for authors"等描述"作者须知"，在其中寻找关于"figures"的内容。注意：不同期刊网站对图片要求不一，但目的均为了提高插图质量。

由于论文投稿往往不能一投即中，有时会在被拒稿后改投其他期刊，为了不反复制作插图，建议按照以上介绍的插图制作标准来规范制作插图。

2. 规划插图数量、尺寸及布局 规划论文插图的数量及布局，需考虑以下问题。

（1）根据论文所要展示的结果、观点等内容，考虑论文需要的插图总数量。对于原创研究性科研论文，一般情况下一个结果小标题对应 1～2 幅复合图。

（2）合理安排复合图内插图数量，并使用大写或小写英文字母顺序编码。

（3）根据每张复合图中插图数量，确定布局是半版图、整版图还是 2/3 版图。

（4）设置合适的分辨率，保证插图清晰。

举例：若一张复合图包含 4 张插图，可以按照图 6-13 规划一张简单的半版图插图，分为 A、B、C、D 4 个部分，设置成 8cm 宽度（半版面），每张插图可以间隔 0.5mm（图 6-13）。

3. 收集及整理素材 在收集及整理素材时，可以在文件夹中建立一个插图的文件夹，然后根据制作的复合图数量建立对应的子文件夹，如 fig1、fig2、fig3 等，将每一张复合图需要的素材图片或图表复制于对应文件夹中，并分别取名为 A、B、C、D 等，以方便今后进行图片整理及修改。

4. 优化原始图片及图表 在允许范围内适当调整并优化图片的亮度、对比度等，并根

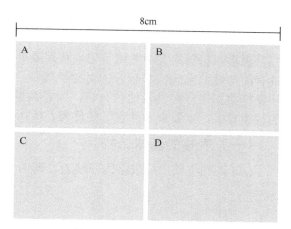

图 6-13 复合图的排版示例

据复合图大小调整每张插图的尺寸。使用 Photoshop 或 Illustrator 软件根据预定的尺寸进行拼接，做好相应标注，形成完整的复合图。

5. 导出复合图 若使用 Photoshop 编辑的插图，可以存储为 psd 文件格式，以备后续再次编辑。此外，需另存一份投稿使用的合并图层的 TIFF 文件格式图片，并使用 LZW 压缩。若使用 Illustrator 编辑的插图，可以保存为 AI、PDF 文件格式，也可以另存为 EPS 文件格式（矢量图），或导出为 TIFF 文件格式。

（六）高质量插图的获取技巧

一篇高质量的科研论文往往具备高质量的插图。如果在科研过程中的原始图片质量不高，无论后期如何编辑，都不能获得高质量的插图。可以根据以下技巧获取高质量的插图。

1. 彩色插图 彩色插图一般都是通过相机拍照获取，如手术照片、动物照片、病理标本照片、荧光照片等。

（1）首先要求背景干净，比如拍摄标本照片时，需将标本放在蓝布或者白布等背景上，注意背景不要有血迹等污渍。

（2）调整相机/显微镜设置，将相机/显微镜的拍摄分辨率调整至足够高，调整存储的原始照片尺寸，不可过小，以保证后续经过裁剪、放大后图片的清晰度。

（3）照片中需要展示尺寸对比时（如裸鼠肿瘤体积），需同时摆设刻度尺。

2. 灰度插图

（1）条带类图片在胶片拍摄时要注意将机器设置为高分辨率。

（2）软件生成的图表（如 Excel、GraphPad、SPSS 等）不应通过屏幕截图保存，应在软件中直接将结果图表转化为 TIFF、PDF 等文件格式存储。

3. 软件生成的插图 流式细胞图、测序峰图、基因芯片图等都是电脑软件自动生成的图形，不可采用直接截屏的方式存储图片并用于发表。可以采用虚拟打印的方式另存为 PDF 文件格式。

4. 外送数据插图 科研过程中，有部分实验数据需要外送至专业公司代做，要对公司提出高要求，如要求分辨率足够高，部分图片要提供 PDF 文件格式的矢量图。

5. 截图技巧 特殊情况下，不得不使用电脑截屏功能获取图片，需要注意不要采用 QQ 截图等方式随意截图，建议使用系统自带的截屏功能，即 PrintScreen 键，然后可在 Photoshop 软件新建空白图片，将截图粘贴到 Photoshop 中进行编辑或修改，然后另存为 TIFF 文件格式。

三、表格的制作和使用

表格在科研论文中常用于记录数据或事物分类，是统计资料的一种重要有效的表达方式，具有简洁性、准确性和较强的对比性等特点。在科研论文中正确使用表格，便于对获取的统计资料数据进行归纳及比较分析，探寻数据的内在规律和关联性，从而获得正确结论。表格的种类较多，主要有示意表、统计表、说明对照表等。

（一）表格的基本结构

SCI 期刊中使用的表格为三线表，即由顶线、栏目线和底线组成，无竖线（图 6-14）。

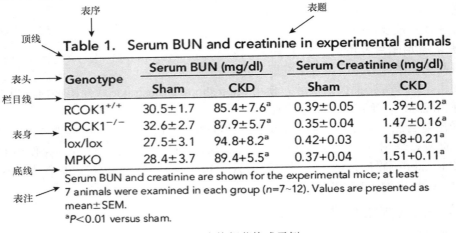

图 6-14 表格规范格式示例

1. 表序与表题 表序是表格的序号，根据表格在文章正文中出现的顺序进行标号，序号用阿拉伯数字表示，如 Table 1、Table 2，即使只有一个表格也应标为 Table 1；表题是表格的名称，应简洁准确。表序与表题置于表格顶线上方，一般字体加粗。

2. 表头 表格顶线与栏目线之间的内容，用于描述表格内的项目或表身中信息的属性。

3. 表身 表格栏目线与底线之间的内容，主要是数据等，为表格的主体内容。

4. 表注 对表格中的符号、缩略语等进行必要的说明，置于表格底线下方。

（二）表格绘制的要求

1. 表格绘制及设计应遵循简洁、明确、科学、规范原则，应展示最具有说服力及准确的表格，确保表格中的数据不与图片内容及文字叙述重复，如果可以采用文字描述说明表格内容，则应将表格进行删减。

2. 表格中的缩略语和符号应与正文中一致。

3. 表格中同一栏的内容、数字应上下对齐，数字的小数位应当统一，比如 5.6、7.34、8 的正确写法应为 5.60、7.34、8.00。

4. 对于有量及单位的数据应当在表头相应位置标明。

5. 若表格中对应内容为未测或无此项，使用"N/A"表示，"—"表示未发现。

6. 在正文书写中，表格一般置于靠近第一次提及它的位置，也有部分期刊要求放于文章末尾。

第三节　写作注意事项

1. 结果部分写作时态的正确使用十分关键，以下为结果描述时常用时态类型。

（1）结果部分是过去所做的实验，因此写作时态通常为过去式：

Overexpression of mda-7/IL-24 *decreased* cell growth, which was rescued in miR-221-overexpressing cells (Fig. 3B).

过表达 mda-7/IL-24 降低细胞生长，在过表达 miR-221 的细胞中被拯救（图 3B）。

（2）当图表为主语时，使用一般现在时：

Figure 1 *shows* representative immunohistochemistry photomicrographs.

图 1 显示有代表性的免疫组织化学显微照片。

（3）对研究结果进行说明和推论时，一般采用现在时：

These altered phenotypes *may be due to* mitochondrial changes.

这些表型的改变可能是由于线粒体的改变。

2. 结果部分的写作力求言简意赅，对实验结果进行高度概括和提炼，不能将数据或观察结果的文字堆积于文章中，应当突出具有代表性并能展示规律性的数据和结果。

3. 描述结果时不应重复"材料与方法"中的内容。

4. 结果部分是客观地讲述实验结果，不宜进行讨论及解释，讨论和解释应在讨论部分进行，并与已知报道比较，不再重复所有结果。

5. 结果部分书写不可进行猜想及推测。

6. 一般情况下，结果部分不应出现本研究与其他研究结果一致的描述及相应的参考文献。

7. 描述结果时，要善于使用连接词，避免流水账式写法，这样既可以使上下文衔接紧密，也可以达到精简流畅的目的。例如可以将相关的结果写在一句话中：

（1）... in A and B did not differ, but ... tended to be higher/lower with/in A/B.

（2）Despite/Inspite of no effect on ... A/B significantly increased/improved ...

（3）Similar tendencies, albeit not confirmed statistically/although not statistically significant, were observed in the remaining groups in which patients were ...

8. 对结果的描述应当全面且通过每部分的结论性总结揭示内在规律性，并在结果中做统计学结论，见以下案例（图 6-15）。

9. 插图和表格的序号应按照结果正文中出现的顺序进行标号，结果中也应当注意按照顺序描述。

10. 注意结果部分描述的缩略语及量和单位应与图表中一致，图和表中不应出现正文中未提及的术语、符号等。

11. 表注内容不宜过多，如果需要说明的内容较多时，比如表中数据的计算公式，可以将其写于"材料与方法"部分。

12. 避免毫无信息的书写形式，见以下案例：

（1）Table 1 summarizes our findings in group A.

（2）Figure 2 shows the important results for diabetic nephropathy.

13. 结果部分的内容应杜绝一切伪造、投机及欺骗行为：科学研究是严谨、纯粹的科学行

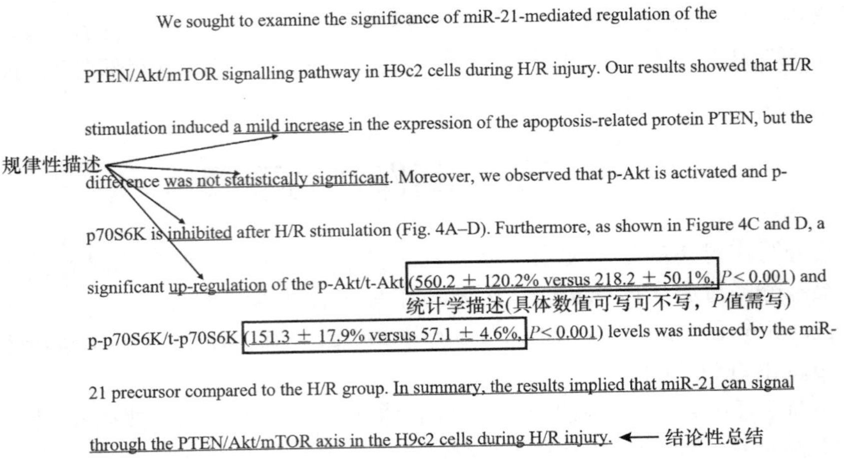

We sought to examine the significance of miR-21-mediated regulation of the

PTEN/Akt/mTOR signalling pathway in H9c2 cells during H/R injury. Our results showed that H/R

stimulation induced a mild increase in the expression of the apoptosis-related protein PTEN, but the

规律性描述 ← difference was not statistically significant. Moreover, we observed that p-Akt is activated and p-

p70S6K is inhibited after H/R stimulation (Fig. 4A–D). Furthermore, as shown in Figure 4C and D, a

significant up-regulation of the p-Akt/t-Akt (560.2 ± 120.2% versus 218.2 ± 50.1%, *P* < 0.001) and
统计学描述(具体数值可写可不写，*P*值需写)

p-p70S6K/t-p70S6K (151.3 ± 17.9% versus 57.1 ± 4.6%, *P* < 0.001) levels was induced by the miR-

21 precursor compared to the H/R group. In summary, the results implied that miR-21 can signal

through the PTEN/Akt/mTOR axis in the H9c2 cells during H/R injury. ← 结论性总结

图 6-15　结果描述示例

为，我们在撰写结果部分时应坚决杜绝随意伪造数据、随意选择数据、重复使用数据、盗用数据及图片、随意删改原始记录等投机欺骗行为。

第四节　结果写作常用句式及词汇总结

（一）描述实验结果趋势

1. 显著性差异

➢ Significant decreased/increased mRNA/protein expression levels of ... were observed in group1/between group1 and group2.

➢ Significant differences in ... were observed/witnessed between group1 and group2.

➢ Experiment analysis of ... showed significant increases/decreases of ...

➢ Enhanced/Decreased ... in response to ... was observed...

➢ ... showed significant/better effect on ... than/compared with ...

➢ A significantly decreased/increased/improved ...

➢ The results of ... showed a higher/lower expression level of ... in group1 than in group2.

➢ The number of ...was increased/decreased.

➢ Reagent/drug application increased/decreased ...

2. 差异性不显著/结果相似

➢ No difference in ... was observed/witnessed/found between group1 and group2.

➢ No increase in ... was detected.

➢ There was no difference in ...

➢ ... in group1 and group2 did not differ.

➢ ... was not significantly altered by ...

➢ ... appeared to be unaffected by ...

➢ Only trace amounts of ... were detected in ...

➢ No impact/effect of ... on ... was demonstrated in the presented experiment.

➢ ... was similar in all groups/ between group1 and group2/ranged from ... to ...

➢ None of these differences were statistically significant.

> No significant difference between the two groups was evident.
> No significant reduction in group1 was found compared with group2.

用于描述结果趋势的常用词汇见表 6-1。

表 6-1 描述结果趋势的词汇总结

程度形容词/副词	趋势动词/名词
slight/slightly	fall
steep/steeply	rise
sharp/sharply	drop
steady/steadily	decline
gradual/gradually	increase
marked/markedly	decrease
dramatic/dramatically	grow/growth
continual	reach
phenomenal	remain

（二）描述相关性分析

> ... is very negative significant correlated with ...
> Rises in ... paralleled increase in ...
> ... revealed a significant correlation with ...
> There was an interaction between group1 and group2.
> There is a significant negative/positive correlation between group1 and group2.
> A positive correlation was found between group1 and group2.
> There was a significant difference between the two conditions ...
> Respondents who reported low levels of ... also reported significantly lower levels of ...

（三）描述优缺点

> One of the major advantages of ... is that it can be applied to the experimental study of ...
> One advantage of using a ... is the ease of preparing it.
> The advantages of using a ... to represent ... are the following ...
> In most cases, ... shows an improvement over the existing ...
> Compared to the existing ... the impacts of ... are generally reduced.
> Some other advantages of ... are the following ...
> The disadvantages of this method are also disadvantages of conventional ... approaches.
> Although much effort has been made to ... this reality is far from completion.

（四）段落衔接句式

1. 结果段落起始 结果写作时用于引入此部分实验研究的目的/主要研究内容等。

> Previous study has shown that ... Thus, we are wondering that ...
> To investigate/assess ... we did ...
> Having shown that ... we thus speculate that ...
> According to the finding that ... we performed ...

➤ Having demonstrated that ... we investigated that ...

➤ To discover additional ... we conducted ... experiment.

➤ To explore the function of ... we performed/observed ...

➤ Experiment was performed to identify/demonstrate ...

➤ The first set of questions aimed to ...

➤ The first set of analyses examined the impact of ...

➤ To compare the difference between ...

➤ Changes in ... and ... were compared using ...

➤ Simple statistical analysis/Regression analysis was used to ...

➤ To distinguish between these two possibilities ...

➤ The correlation between ... and ... was tested using ...

2. 递进关系衔接 用于强调某一结果或者描述两个结果之间的递进关系。

➤ Interestingly, the results from ... experiments indicated that ...

➤ Surprisingly ... was shown ...

➤ Significantly, we found that ...

➤ In addition to ... (result 1) ... (result 2) was also found playing an important role in ...

递进关系常用连接词：besides, moreover, furthermore, in addition, above all, in particular, additionally, even more, what's more ...

3. 因果关系衔接 使用因果关系连接词时，特别应注意确定两个句子之间的因果关系后再使用。

➤ Therefore, we examined ...

➤ We therefore performed ...

➤ As a result ... expression increased.

➤ Since ... we focused on ...

因果关系常用连接词：thereby, as for, since, therefore, so, as a result, in order to, thus, hence, as a consequence of, because of, due to ...

4. 转折关系衔接

➤ ... was reported playing a vital role in ... However, the underlying mechanism is poorly understood.

➤ Our result on ... was different from the previous report from .... In contrast to ... we used ...

➤ ... protein can recruit another regulator to the reaction site, while activating its downstream target.

转折关系常用连接词：though, although, regardless of, nevertheless, conversely, despite, instead, even though, even if, while, in fact, far from it, ironically, traditionally, on the other hand, however, at the same time ...

5. 总结性/启发性句式 一般用于某个结果段落的最后一句，每一个结果段落最好有一个总结性语句，以加强论文逻辑性并加深读者印象，也可以用于某个具有提示性意义的结果后面，起到启发作用。

➤ ... treatment affected something, indicating ...

➤ Our data demonstrated that ...

➤ From the results obtained so far, it seems that ...

➤ Because of the inaccuracy of the ... a conclusion cannot be drawn as ...

➤ These results suggest that ... mediates ... and ...

➢ Taken together, our data indicate that ...

➢ Overall, these results indicate that ...

➢ In conclusion, these results provide important insights into ...

总结含义的常用连接词：in a word, on the whole, in short, briefly, in brief, to sum up, in all, in summary, to summarize, in conclusion, to conclude, together, taken together ...

（五）图表引出句式

1. 开门见山式

Table 1/Figure1 shows/compares/presents/provides ...

2. 描述+（引用）

案例：The ability of Rap or 3-MA to activate or inhibit autophagy was confirmed by Western blot analysis of p62 protein levels, which were inversely related to autophagic activity (Fig. 3C and D).

3. 短语引出

➢ As shown in Figure 1 ...

➢ As can be seen from the table (above) ...

➢ From the graph above we can see that ...

➢ It can be seen from the data in Table 1 that ...

4. 陈述引出

The results of the (experiment) are shown/set out/presented/summarized in Table 1/Figure 1.

（六）实验相关常用写作句式

1. 分子表达相关实验中表高/低

➢ The expression of ... in condition A/group1 was higher than that in condition B/group2.

➢ Condition A/Group1 has elevated level of protein ... than condition B/group2.

➢ Transient expression of ... in ... cells led to a higher expression of ... as compared to that of ...

➢ Activation of ... pathway upregulates the expression of ...

➢ Application of ... induce the expression of ...

➢ Immunoblotting of total lysates of ... cells revealed a strong expression of ...

2. 细胞行为学相关实验中表抑制/促进

➢ Activation of ... pathway by ... significantly inhibited the migration of ... cells in the transwell migration assay.

➢ ... elicited a weak inhibitory effect on tumor cell migration in the transwell assay.

➢ Wound healing assay showed that activation of ... pathway significantly suppressed the migration of ...

➢ ... treatment significantly increased the open space as compared to the control group.

➢ In wound healing assay, migration of ... cells gradually reduced the open space to ... level.

➢ We use a transwell assay to compare cell invasiveness.

用于描述抑制/促进的常用词汇见表 6-2。

表 6-2　描述抑制/促进的词汇/词组总结

抑制/阻止	促进/增强
inhibit	increase
block	enhance

抑制/阻止	促进/增强
decrease	activate
reduce	facilitate
attenuate	promote
hinder	upregulate
prevent	There is a significant increase in ...
obstruct	Increase from ... to ...
retard	... with an overall increase of ...
	... increase by 10%

3. 动物实验中表达构建模型

➤ To determine ... function in ... *in vivo*, we generated a novel ... mouse model by crossing ... line with ... line/by knockdown of ... gene.

➤ ... tumor cells (with siRNA /shRNA or control siRNA /shRNA) were injected to ... mouse to generate ... model *in vivo*.

➤ ... (gene) ablation in ... mouse model delayed the initiation of ... (tumor).

➤ We found a decrease in cell proliferation/tumor formation in ... (tissue lack) ... expression.

➤ Tumor weight and volume were significantly reduced by ... (number %), in mice bearing ... (gene) knockdown cells.

（七）临床研究相关常用写作句式

1. 研究对象分组

➤ Patients were divided into ... groups.

➤ Patients (*n*=...) were randomized into ... groups.

分组常用词汇：were grouped into/divided into/enrolled into/divided equally into/divided randomly/ randomized into ...

2. 研究对象纳入/排除

➤ A total of (number) patients were included in the study, (number) of whom received ...

➤ (number) patients with significant (disease) were excluded.

纳入/排除常用词汇：were entered into/enrolled in/selected in/excluded from participation/ withdraw from the study ...

3. 研究结果描述

（1）性别描述

➤ The male to female ratio was...

➤ ... with a male: female ratio of (number): (number).

➤ A total of (number) patients ((number) male and (number) female).

（2）年龄描述

➤ In cases, the overall age range was from (number) to (number) years old, while in controls, the age range was from (number) to over (number) years old.

➤ A main peak appeared in the (number) to (number) year-old group.

➤ More than three-fourths were under/more than (number) years of age.

（3）研究时间描述

➢ There were 23 patients treated with thrice-weekly ECT and 93 twice-weekly.

➢ Baseline data was obtained, every (number) weeks for (number) weeks, then every (number) weeks for (number) weeks.

（4）诊断与治疗

➢ Adolescent men were more likely to be diagnosed as ....

➢ Among the patients who were treated with ..., (number) patients treated with ... and (number) patients treated with ...

诊断与治疗常用词组：be diagnosed as having ... be diagnosed as ... by ... with the diagnosis of ... be treated with ... be treated on outpatient/inpatient basis ...

（八）其他类型常用句式

1. 直接描述结果

➢ Further analysis showed that ...

➢ Further statistical tests revealed ...

➢ Strong evidence of ... was found when ...

2. 引出有趣现象

➢ This result is somewhat counterintuitive.

➢ Interestingly, this correlation is related to ...

➢ The more surprising correlation is with the ...

➢ Surprisingly, only a minority of respondents ...

➢ The most surprising aspect of the data is in the ...

➢ The most striking result to emerge from the data is that ...

➢ Interestingly, there were also differences in the ratios of ...

➢ The single most striking observation to emerge from the data comparison was ...

表示有趣、意想不到的常用词语：surprising, significant, interesting, remarkable, unexpected, disappointing ...

3. 重要性描述句式

➢ Considerable attention has been paid to ...

➢ Attention should be paid to an important finding of this investigation.

➢ Caution should be exercised in this process to avoid ...

➢ After ... has been defined by ... a carefully analysis is carried out/performed to determine.

➢ A number of factors such as ... need to be taken into consideration before making the appropriate decision.

➢ It should be noted that ...

➢ It is important to point out that ...

➢ These considerations have heightened interest in the possibility of providing ...

➢ We should stress the fundamental importance of the ...

第七章　讨论（Discussion）部分的写作

讨论（Discussion）是对研究结果进行解释及深入分析，并对研究意义和价值进行提炼的过程。一个好的讨论往往可以使研究内容及成果得到升华，提出新颖的观点发人深省。

讨论部分比论文其他部分更难定义。因此，它通常是最难写的部分。有相当多的论文都因为讨论不过关而被期刊编辑拒稿。即使论文的立意新颖且数据真实，但如果研究意义未在讨论中完美诠释，也会导致论文被拒稿。

第一节　写作要点

1. 对前言中提出问题的回应　就像方法和结果相互对应一样，前言和讨论也应对应书写。前言中提出了一个或多个问题，讨论部分应对应地表明研究结果所展示的对问题的解答。如讨论部分未能解决最初的问题通常会影响其价值，应确保讨论部分回答了前言的提问。

2. 对结果理性地分析阐述　在展示观察到的事实之间的关系时，应理性分析，避免得出宽泛的结论。我们往往无法阐明全部真相，更多时候，我们能尽力做到的事情就是把焦点放在真相的一个领域，如果讨论部分推断出比数据显示的更大的图景时，数据支持的结论往往会受到质疑。

3. 深度与广度结合。

第二节　写作注意事项

一、讨论部分的写作需规避什么？

1. 讨论中避免重复结果，仅原则性、概括性地呈现结果。

2. 避免重复前言中的引证。

3. 避免无根据地扩大实验结论：如 in vitro—in vivo，animal—human。

4. 避免讨论与实验结果无关或不一致的内容。

5. 避免进行投机取巧的推测和假设。

6. 避免冗长文字，应开门见山、直截了当，明确地做出完整的解释。

7. 避免主次不分、泛泛而谈，应抓住独特之处，进行深入细致的讨论。

8. 避免简单化。

9. 避免使用不确定性词汇如 possibly、maybe、perhaps 等。

10. 避免过分夸张的语言如 The drug will safely cure all patients with that disease。

11. 避免引用文献不足。

12. 关于局限性的讨论应该旨在增强文章的可信度，而不是强调缺点或失败之处。

13. 注意讨论的格式，不用有意地把讨论部分另外开始新的一页，应根据期刊的投稿要求进行书写。

二、讨论中应回答哪些问题？

第一步，重申文章的研究问题并简明扼要地总结论文的主要发现。不要只是简单重复结果中已报告的数据，而应该明确陈述，直接回答主要研究问题的总体结果。此部分写作不应超过一段。

许多人在写讨论部分的内容时希望努力解决讨论部分和结果部分之间的差异问题，其要点在于，结果部分应该展示研究结果，而讨论的作用是主观地评估结果及背后的意义。尽量不要将这两个部分弄混，否则论文质量会大打折扣。

第二步，需要对研究结果做出相应的解释。对于作者本人来说，论文的研究结果所代表的含义是显而易见的，但对于读者来说可能是难以理解的。因此，此部分需要做的是尽力阐明研究结果的含义，并准确表达结果如何回答前文所提出的问题以方便读者理解。

研究结果解释的形式取决于研究的类型，解释数据的一些典型方法包括：

（1）识别数据之间的相关性、模式和关系。

（2）讨论结果是否符合作者原先的期望或支持原先的假设。

（3）将本次研究发现与先前的研究和理论相结合。

（4）解释意外结果并评估其重要性。

（5）考虑可能的替代解释，并为论文立场提出论据。

可以围绕关键主题、假设或研究问题组织讨论，遵循与结果部分相同的结构模式；或者也可以从突出显示最重要或意外的结果开始书写，重点是富有逻辑性并通俗易懂。

第三步，除了对论文的研究结果给出自己的解释外，请确保将研究结果与在前文中文献提及的他人的学术工作联系起来。此部分的讨论内容，应该着重强调的是论文的研究发现与现有文献及研究进展的关系，论文的研究贡献了哪些新的见解，以及它们对理论或实践有什么深远的影响。需要思考以下问题：本文的研究结果是否支持或挑战现有理论？如果支持现有的理论，它们贡献了哪些新信息或新见解？如果挑战现有的理论，出现这样的结果的原因是什么，是否具备实际意义？同时需要仔细考虑这部分数据的可靠性，必要时需重复多次以增加其可信度。讨论部分的总体目标是向读者准确展示论文研究成果的价值，以及为什么读者应该关心该论文的成果，即论文的重要性。

第四步，即使是再好的研究也会有其不可避免的局限性，承认论文的潜在局限性对于证明论文的可信度来说非常重要。讨论局限性并不是列出论文所犯的错误，而是向审稿人及读者提供一个准确的信息，即可以从此研究中得出的确切结论，以及因为不可避免的局限性而不能得出的结论，因此需要谨慎解释。

局限性可能是由于研究的整体设计，特定的方法选择或在研究过程中出现的某些意外障碍。需要注意的是应该只提及与论文研究目标直接相关的某些局限性。然后，说明这些局限性对实现研究目标的影响及解决的方法。

以下是一些常见的需要进行论文局限性说明的情况：

（1）如果论文的样本量很小或仅限于特定人群，应说明研究的可推广性是如何受到限制的。

（2）如果在收集或分析数据时遇到问题，应解释出现的这些问题如何影响研究结果。

（3）如果存在无法控制的潜在混杂变量，应说明这些变量可能对结果产生的影响。

在阐明了论文的局限性之后，可以再度重申为什么结果对于回答论文的研究问题仍然有效，即局限性的存在所造成的影响较小，并可通过某些方法解决从而减小对结果的影响。

最后一步，对论文成果提出自己的建议。根据对结果的讨论，作者可以为实际实施或进一步研究提出建议。有时，此部分可以作为结论单独提出，或者进一步研究的建议可以直接从局限性说明的段落中引出。不要只笼统地说应该做更多的研究，而应给出具体的想法或思路，说明未来的工作如何在当前研究无法解决的领域中进一步开展。此部分的描述示例：

Further research is needed to establish ...

Future studies should take into account ...

Avenues for future research include ...

总而言之，在科学论文中，讨论是对结果的深入探索，应结合上下文详细介绍研究发现的含义。

三、讨论部分写作内容要求

（一）What do your observation mean?

在讨论之初，应先简述研究中所得到的最主要的发现，用极为概括的语言归纳并提炼出实验结果中的主要发现。结果部分应简单客观地报告论文研究发现的内容，而不涉及发现这些结果的原因或与结果推测相关的内容。而讨论部分应解释研究结果的含义，并将其与上下文结合解释研究结果的重要性。

在定性研究中，结果和讨论有时会结合在一起。但在定量研究中，通常应将客观结果与对它们的解释分开。

Example:

The work presented here demonstrates ...

We show that ... associated with ...

The relationship between ... suggests ...

These findings also extend our previous observations on the importance of ...

The results indicate that ...

The study demonstrates a correlation between ...

This analysis supports the theory that ...

The data suggest that ...

（二）What conclusions can you draw?（重中之重）

（1）重要结果层层深入剖析，强调研究的创新点与支撑内容为重点之重点、核心之核心。尽可能详细地描述所进行的实验研究的特点、与众不同之处及实验结果所说明的问题。

（2）应与前言中的引证及前言中所提出的问题相呼应，并说明实验结果是否与在前言中引用的文献相一致。

（3）对于不符合预期的结果（负面或阴性结果），不应忽视或回避，可能是本研究的亮点。

（4）未解决的问题和未来的设想，此部分可概括性书写，无须特别详细地描述。

（5）以简洁明了的结论收尾（一两句话即可）。

Example:

In line with the hypothesis ...

Contrary to the hypothesized association ...

The results contradict the claims of Smith (2007) that ...

The results might suggest that ... However, based on the findings of similar studies, a more plausible explanation is ...

（三）How do your results fit into a broader context?

扩展意义。

Example:

These results build on existing evidence of ...

The results do not fit with the theory that ...

The experiment provides a new insight into the relationship between ...

These results should be taken into account when considering how to ...

The data contribute a clearer understanding of ...

While previous research has focused on ... these results demonstrate that ...

（四）Is there any limitation/weakness in your study?

弱化不可避免的缺点及不足之处。

Example:

The generalizability of the results is limited by ...

The reliability of these data is impacted by ...

Due to the lack of data on ... the results cannot confirm ...

The methodological choices were constrained by ...

It is beyond the scope of this study to ...

四、讨论常用短语汇总

➢ Here, we describe ...

➢ In this paper, we show that ... Importantly ... suggesting ...

➢ Overall, our studies establish the ...

➢ Although there are important discoveries revealed by these studies, there are also limitations. First ... Second ... Third ... Fourth ... Last ... Overall ...

➢ Furthermore, our results suggest that ...

➢ Our results suggest a possibility of ...

➢ One important future direction of ... is ...

➢ To this end, we show that ...

➢ However, none of these approaches to date holds the ...

➢ Our studies serve as a proof-of-concept that ...

➢ This could explain why ...

➢ Alternatively ... maybe operative ...

➢ On the other hand, the lack of ...

➢ In summary, we have identified ...

➢ Our results confirm that ...

➢ These studies thus offer a new strategy to treat ...

第八章 摘要（Abstract）及题目（Title）的写作

第一节 摘 要

一、摘要（Abstract）定义

摘要被视为论文的缩影，是以提供内容梗概为目的，不加评论和补充解释，简明、确切地记述论文重要内容的短文。与论文整体结构相对应，摘要的基本要素包括研究目的、方法、结果和结论。摘要应实现：①说明研究的主要目标和范围；②描述所采用的方法；③总结结果；④说明主要结论。

二、摘要书写的重要性

1. 总括全文，为读者提供信息。
2. 用于审稿过程。摘要先于论文本身，期刊编辑和审稿人喜欢阅读方向性文字，所以摘要往往是在审稿过程中被阅读的第一部分。很多时候，审稿人可能会在单独阅读摘要后即对稿件做出最终判断。因此，摘要写得清晰、简洁是非常重要的。
3. 文献索引作用。
4. 用于国内外学术会议交流。

三、摘要书写的基本要求、注意事项及时态语态

（一）一篇好的摘要应具备的要素

1. 准确而真实。
2. 可以独立成段。
3. 不使用过于专业的术语。
4. 简短而具体。
5. 不引用参考文献。

（二）注意事项

1. 避免与标题及正文有过多重复，摘要应概括全文主要内容，以使读者及审稿人快速了解文章。
2. 避免无关紧要的方法细节化，应选择最新颖、最重要及最能说明问题的部分着重描写。
3. 避免大篇幅无条理地论述。
4. 避免笼统、流水账式书写，应重点阐述研究结果及结论部分。
5. 避免使用插图、表格、化学结构式、公式及引用参考文献。
6. 避免应用第二人称，多应用第一人称。
7. 避免书写一些投机性词汇，如 probably、obviously、undoubtedly 等。
8. 避免给出论文中未说明的任何信息或结论。

（三）摘要的时态与语态

1. 时态

（1）一般现在时：用以陈述公认事实、自然规律、真理等，多用于研究目的、内容、结果、结论及讨论部分。

（2）一般过去时：用以陈述既往已做的工作或取得的成果，多用于研究方法、结果等部分。

（3）现在完成时：强调延续性，虽发生在过去，但对现在仍有影响，多用于研究背景部分。

2. 语态

（1）被动语态：信息前置，语义突出。

（2）主动语态：干净利落，泾渭分明。

四、摘要的分类

（一）按作用分类

1. 信息性摘要（informative abstract） 旨在浓缩论文。它可以而且应该简要说明问题、研究问题的方法以及主要数据和结论。通常，信息性摘要的阅读可以取代阅读全文的需要。如果没有这些摘要提供的便利，科学家将很难跟上与时俱进的研究领域的步伐。信息性摘要是大多数期刊论文正文之前的摘要类型。

2. 指示性摘要（indicative abstract or descriptive abstract） 旨在指示论文中涉及的主题，就像目录一样，使潜在读者可以轻松决定是否阅读论文。然而，由于其描述性质，很少能替代全文。因此，指示性摘要不应用于研究论文，但它们可以用于其他类型的出版物（评论论文、会议报告等），这种指示性摘要通常对图书馆员具有重要参考价值。

（二）按结构分类

1. 非结构性摘要（unstructured abstract） 非结构性摘要以整段，而非分段形式呈现，将研究背景、方法、结果及结论融汇于一整段中。非结构性摘要强调语言的通畅与逻辑性，其是整篇论文的缩影，因整段呈现，信息量大，故要求文字简练明快、易于阅读，能涵盖论文的重点。杜绝烦琐冗长，那样会使审稿人及读者失去继续阅读全文的兴趣。

2. 结构性摘要（structured abstract） 结构性摘要为论文摘要的主要形式，以分段形式呈现，其主要包括四个段落：研究背景（Background），材料与方法（Materials and Methods），结果（Results）和结论（Conclusion），文辞力求简明扼要，可概括文章主要内容。

第二节 题 目

一、题目（Title）定义

以最恰当、最简明的词语反映论文、报告中最重要的、具有特点内容的逻辑组合。

二、选择合适题目的重要性

在准备一篇论文的标题时，应记住一个事实：这个标题将被成千上万人阅读。因为很少有人会阅读整篇论文，但很多人会阅读标题，无论是在原始期刊还是在二级（摘要和索引）数据库中。因此，标题中的所有单词都应谨慎选择，并且必须认真管理各个词汇之间的关联。

请记住，索引和摘要能否被引用在很大程度上取决于标题的准确性，标题不准确的论文很难被检索到，因而很难到达其目标受众。

三、题目书写遵循的原则

1. 清楚地说明论文的主题，并说明其重要性。

2. 不要过分强调重要性，也不要过于狭隘。

3. 避免冗杂、多余的信息，力求言简意赅。

4. 在阐明研究工作的基础上尽量使标题引人入胜，吸引读者及审稿人眼球。

四、题目书写具体要求

1. 题目字数要求　通常为9～15个字（words），以各大期刊投稿须知（Guide for authors）具体要求为准。

有时，标题太短。如一篇题为 "Studies on Brucella" 的论文被提交给了 *Journal of Bacteriology*。显然，这样的标题对潜在的读者帮助不大，使读者无法分辨论文是分类学的、遗传学的还是医学的。读者其实想通过标题知道更多内容。

更多的时候，标题过于长。长标题冗长重复，不如短标题言简意赅、直击要害。大约一个世纪前，当科学不那么专业化时，标题往往很长且不具体，例如 "On the Addition to the Method of Microscopic Research by a New Way of Producing Colour-contrast Between an Object and Its Background or Between Definite Parts of the Object Itself"。这个标题过长，看上去更像是一个简短的摘要。

2. 字母大小写要求　题目中每个词首字母大写，3 或 4 个字母以下非句首的冠词、连词、介词全部小写（如 for，of，in，to 等）。

3. 避免应用无关紧要的词汇　大多数过长的标题都包含"浪费"字眼，通常这些字眼出现在标题的开头，例如 Studies on、Investigations on 和 Observations on。开头的 A、An 或者 The 也是一个"废"字。这样的词对于索引目的是无用的。

4. 避免大而空泛的标题，应根据论文具体内容量体裁衣，选择合理反映论文内容的标题，并应具有吸引力。

5. 避免使用缩略语、生僻词，应使用专业领域内公认的词汇。

标题几乎不应包含缩写化学式、专有（而不是通用）名称、行话等。在书写标题时，作者应该询问自己："我如何在索引中查找这种信息？"举例说明，如果论文涉及盐酸的作用，标题应该包含 hydrochloric acid 一词还是应该包含更短且易于识别的 HCl？答案似乎很明显。我们大多数人会在索引中查看"hy"，而不是"hc"。此外，如果一些作者使用（并且期刊编辑允许）HCl，而其他人使用 hydrochloric acid，则使用书目服务的用户可能只能找到已发表论文的一部分，而未能检索到使用"HCl"的论文。实际上，现有的计算机程序可以将"脱氧核糖核酸"、"DNA"甚至"AND"（酸脱氧核糖核酸）等条目汇集在一起。然而，到目前为止，对于题目的书写，最好的规则是避免标题中出现缩写。同样应避免出现的还有专有名称、行话、不寻常或过时的术语。

6. 避免使用阿拉伯数字，应转化为英文。

7. 避免自制格式，如斜体、加粗、加大及阴影等。

五、题目书写形式

主要形式为：名词短语加前置或后置定语。示例如下。

1. Ameliorative Effects of **PGE1** on Experimental **Diabetic Nephropathy**

2. **Glucagon-like Peptide 1 Receptor Agonist** Therapy Is More Efficacious than **Insulin Glargine** for **Poorly Controlled Type 2 Diabetes**: A Systematic Review and Meta-analysis

3. **Matrix Metalloproteinase 9 Gene Promoter** (rs 3918242) Mutation Reduces the Risk of **Diabetic Microvascular Complications**

4. **CCR5** Facilitates **Endothelial Progenitor Cell** Recruitment and Promotes the Stabilization of Atherosclerotic Plaques in **ApoE-/-Mice**

六、错误示例

示例 1：

The Study of Effects of Lingzhi Extracts on Human Colon Cancer HCT116 Cells（作用不具体，且缀词多）

The Experimental Study of Effects of Lingzhi Extracts on Human Colon Cancer HCT116 Cells（作用不具体，且缀词多）

修正：

Anticancer Effects of Lingzhi Extracts on Human Colon Cancer HCT116 Cells

示例 2：

Action of Antibiotics on Bacteria（过短）

Preliminary Observation on the Effect of Certain Antibiotics on Various Species of Bacteria（抗生素及细菌不具体）

修正：

Action of Streptomycin, Neomycin, and Tetracycline on Gram-Positive Bacteria

示例 3：

Mechanism of Suppression of Nontransmissible Pneumonia in Mice Induced by Newcastle Disease Virus（标题中的大多数语法错误是由词序错误导致）

修正：

Mechanism of Suppression of Nontransmissible Pneumonia Induced in Mice by Newcastle Disease Virus

七、副标题（Running title）

作为对审稿人及读者的帮助，每页的顶部都印有副标题"Running title"或"Running head"。通常，期刊或书籍的副标题位于左侧页面的顶部，也称为页眉栏标题。Running title 的作用有两个：其一，当审稿人盲审稿件时，位于稿件左上方的 Running title 可帮助审稿人方便快捷地确认稿件；其二，论文发表时，Running title 会出现稿件的上方，方便读者通过 Running title 快速了解文章的基本研究内容。Running title 是对研究内容的提炼，可用一句话（常为一句短语）概括文章主要内容。若论文标题较短，可直接用标题作为 Running title；如果论文标题较长，需要对文章标题进行进一步的提炼，期刊的作者须知中可能会规定最大字符数，通常为包含空格在内的 50 个字符（characters）。

第九章　参考文献（References）

第一节　EndNote 简介

EndNote 是一款由汤姆森公司下属的 Thomson Research Soft 开发的文献管理软件，是目前国际上常用的文献管理软件。

EndNote 功能强大，支持绝大多数类型国际期刊的参考文献格式（也可以自定义期刊引用格式）。其不仅可以和电脑办公软件关联插入参考文献，还可以在线搜索文献，创建文献库，并对库中的文献进行阅读、注释和搜索。

第二节　EndNote 在文献管理论文中的应用

参考文献的格式是否符合期刊投稿要求，关乎着论文能否被顺利接收，因此参考文献格式的编辑至关重要。在安装时，EndNote 可自动整合到电脑办公软件（如 Microsoft® Word）中，应用 EndNote 进行参考文献编辑，可以直接对参考文献进行格式化，并通过 EndNote 与办公软件的联动，完成参考文献的插入，具体操作步骤如下。

一、参考文献下载

首先需从文献检索数据库中下载可被 EndNote 识别的参考文献格式，我们以泉方 PubMed 和中国知网为例，介绍具体步骤。

（一）泉方 PubMed

1. 选中参考文献，并单击"记录导出"，如图 9-1 所示。

2. 弹出"导出"对话框，在"选择"栏选择"勾选的文献"，"格式"栏选择"Pubmed"，如图 9-2 所示。

3. 点击"下载"按钮，并将文件保存至合适位置。

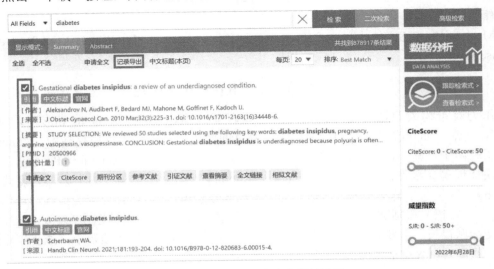

图 9-1　泉方 PubMed 参考文献的选择

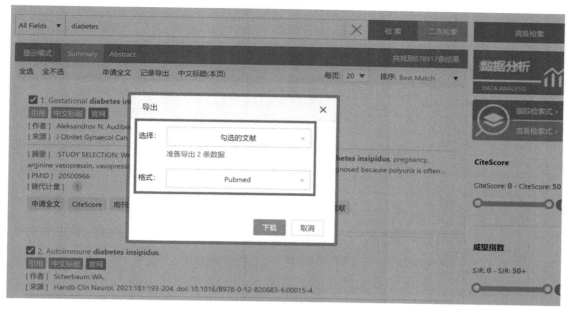

图 9-2　导出格式的选择

（二）中国知网

1. 选中参考文献，如图 9-3 所示。

2. 单击"导出与分析"，在下拉菜单中选择"导出文献"，在次级下拉菜单中选择"EndNote"，如图 9-4 所示。

3. 在弹出的页面中单击"导出"，并将文件保存至合适位置。

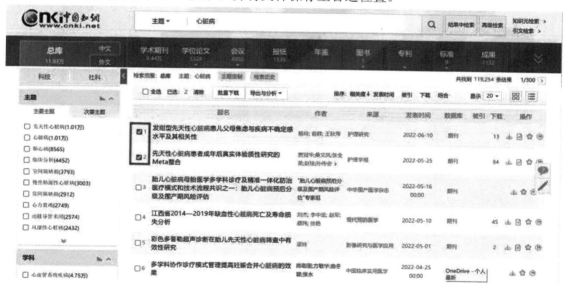

图 9-3　中国知网参考文献的选择

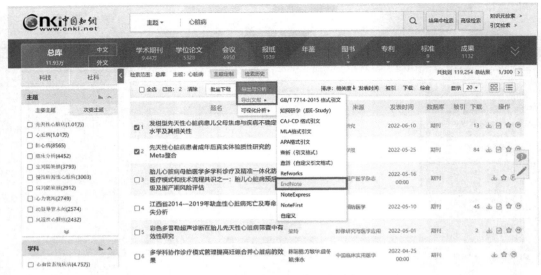

图 9-4　中国知网导出格式的选择

二、参考文献导入

1. 打开 EndNote 软件。

2. 单击"File",在下拉菜单中单击"New",创建一个新的文献库,并命名,如图 9-5 所示。

图 9-5　创建 EndNote 文献库

　　3. 双击打开新创建的文献库,单击"File",在下拉菜单中选择"Import",在弹出的次级菜单中单击"File",如图 9-6 所示。

　　4. 在"Import File"对话框中,点击"Choose",在弹出的对话框中寻找下载的参考文献地址并选中下载的参考文献文件,如图 9-7 所示。

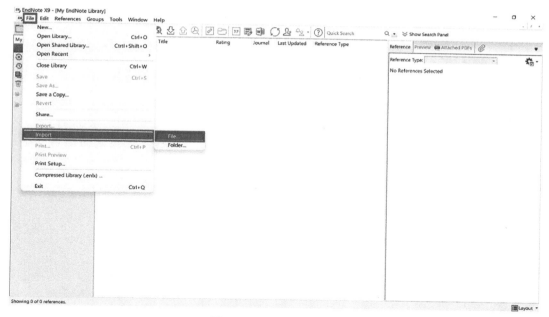

图 9-6 参考文献的导入

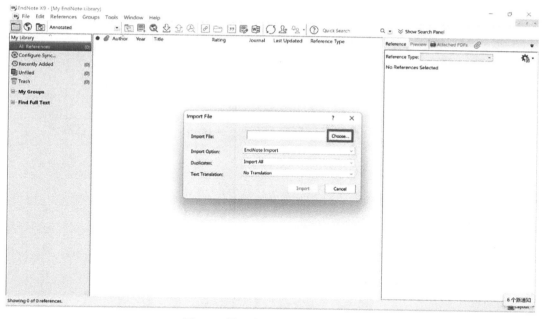

图 9-7 导入参考文献的文件选择

5. 如果导入从 PubMed 数据库下载的文献，在"Import Option"栏下拉按钮中，选择"Other Filters"选项，在弹出的"Choose An Import Filter"对话框中，选择"PubMed（NLM）"，如图 9-8 和图 9-9 所示；如果导入从中国知网数据库下载的文献，在"Import Option"栏下拉按钮中，选择"EndNote Import"，如图 9-10 所示。

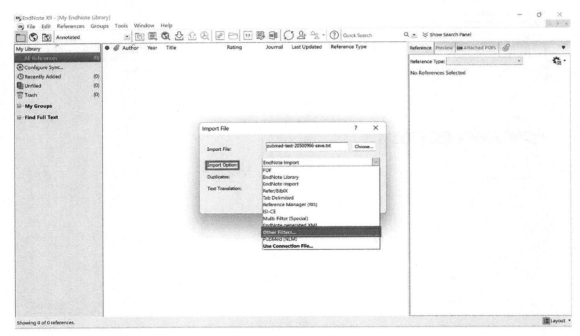

图 9-8　PubMed 导入参考文献的类型选择 1

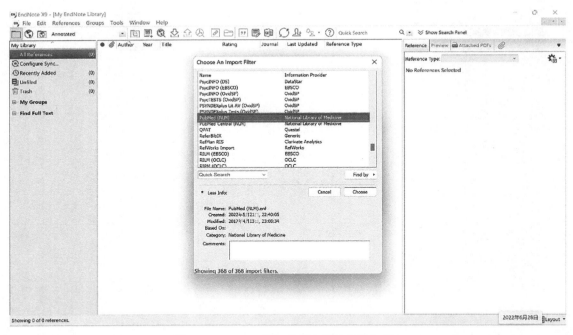

图 9-9　PubMed 导入参考文献的类型选择 2

6. 其他选项设置："Duplicates"栏下拉菜单选择"Import All"，"Text Translation"栏下拉菜单选择"No Translation"，如图 9-11 所示。

7. 以上选项设置完毕后，点击"Import"按钮，将文件导入 EndNote，如图 9-12 所示。

最后，将不同数据库的参考文献按照以上步骤分别导入 EndNote，可对导入的参考文献进行查重、注释等操作，创建独立的文献库。

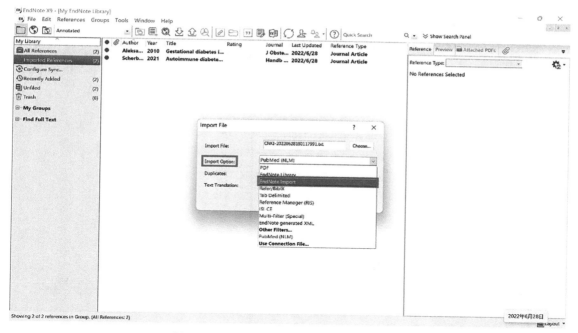

图 9-10 中国知网导入参考文献的类型选择

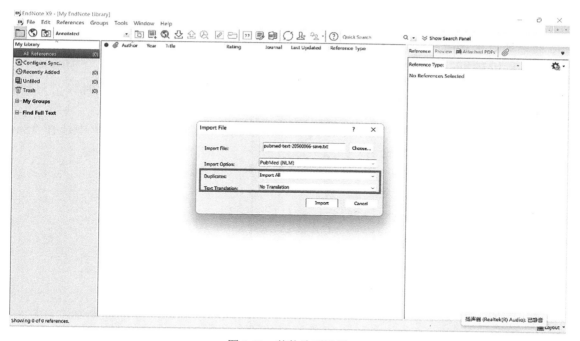

图 9-11 其他选项设置

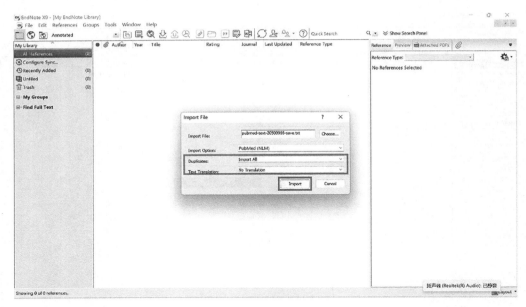

图 9-12 EndNote 文件的导入

三、参考文献格式选择

不同期刊对参考文献的格式都有自己的要求，需仔细阅读期刊官网"Guide for Authors"，找到符合期刊要求的参考文献格式。

（一）投稿期刊提供目标 EndNote 样式

在许多期刊的"Guide for Authors"中，会提供目标 EndNote 样式，此时只需将目标 EndNote 样式下载并导入 EndNote 即可，具体操作步骤如下：

1. 双击打开下载的目标 EndNote 样式，点击左上角"File"，在下拉菜单中选择"Save As"，并对目标 EndNote 样式命名，如图 9-13 所示。

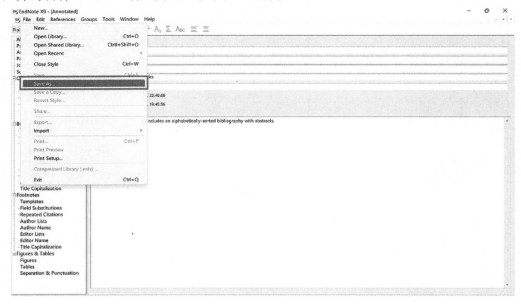

图 9-13 目标 EndNote 样式的保存

2. 打开EndNote，点击"Edit"，在下拉列表中选择"Output Styles"，"Open Style Manager"，如图 9-14 所示。在弹出的对话框里找到并选中保存的目标 EndNote 样式，导入 EndNote 即可。

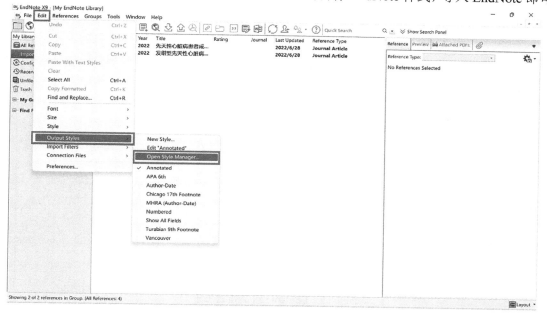

图 9-14　目标 EndNote 样式的导入

（二）从 EndNote 软件里搜索目标 EndNote 样式

有时许多期刊并未提供目标 EndNote 样式，但 EndNote 软件本身自带许多常用 EndNote 样式，根据期刊对参考文献格式的详细描述，如下所示：

References to journals should be listed as follows:

1. Takeuchi T, Tsutsumi O, Ikezuki Y, Kamei Y, Osuga Y, et al. (2006) Elevated serum bisphenol levels under hyperandrogenic conditions may be caused by decreased UDP-glucoronosyltransferase activity. Endocr J 53: 485-492.

When listing an article written in any language other than English, include the ascription "(In Japanese/Chinese/Korean, etc.)" at the end and listed as follows:

2. Suzuki J, Yamauchi M, Mizutani N, Shibata T, Suzuki A, et al. (2006) A case of type 2 diabetes mellitus associated with cytomegalic colitis. Tonyobyo 49: 535-539 (In Japanese).

从 EndNote 默认的输出样式（Output Style）里选择满足要求的参考文献格式即可。

（三）从 EndNote 官网搜索目标 EndNote 样式

若 EndNote 默认的输出样式（Output Style）里没有符合要求的参考文献格式，可以在 EndNote 官网下载该格式，具体步骤如下：

1. 点击"Edit"，在下拉列表中选择"Output Styles"，"Open Style Manager"，如图 9-15 所示。

2. 在弹出的对话框中单击"Get More on the Web"，如图 9-16 所示。可直接跳转至 EndNote 官网。

3. 在 EndNote 官网通过关键词检索参考文献格式，符合要求的参考文献格式会在"Style or Journal Name"栏呈现，如图 9-17 所示。

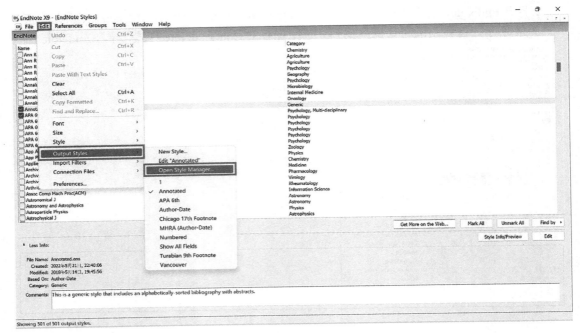

图 9-15　EndNote 引文格式管理器

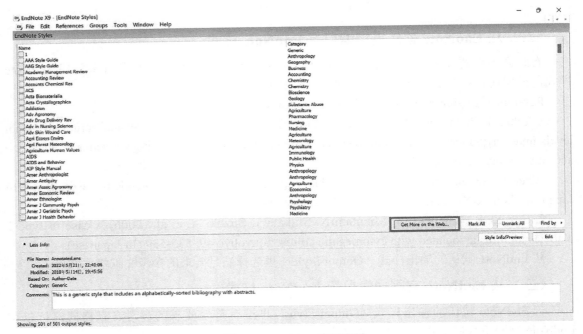

图 9-16　EndNote 官网跳转

4. 在检索结果里选择符合要求的参考文献格式，并点击"Download"下载，如图 9-18 所示，会得到一个后缀为 .ens 的文件，双击打开并保存即可以在 EndNote 里正常使用。

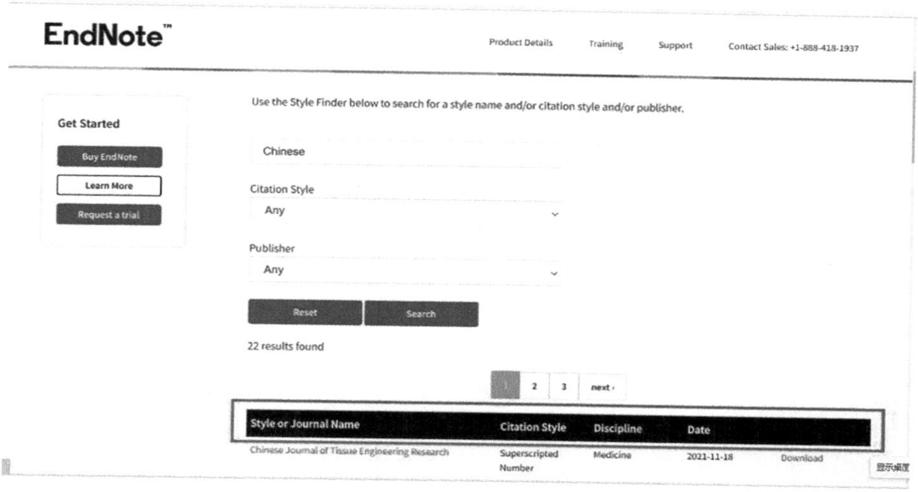

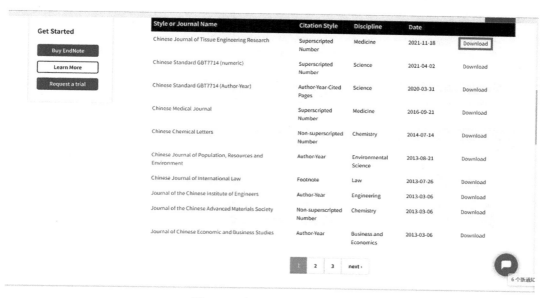

图 9-17　参考文献格式检索

图 9-18　参考文献格式的下载

四、参考文献的插入

1. 打开 EndNote 文献库，单击选中要插入的参考文献，如图 9-19 所示。

2. 打开 Word 软件，将鼠标移动到要插入参考文献的正文位置并单击鼠标。

3. 单击 Word 软件菜单栏中的 EndNote 图标，单击"Insert Citation"，在弹出的下拉菜单中选择"Insert Selected Citation(s)"，如图 9-20 所示，选中的参考文献即可插入正确位置且会自动生成参考文献列表。

4. 如果要对已插入正文的参考文献进行修改，可单击"Insert Citation"旁边的"Edit & Manage Citation(s)"按钮对参考文献进行修改和删除等操作。

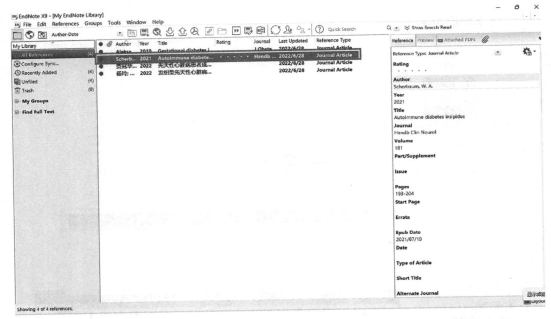

图 9-19　参考文献的选中

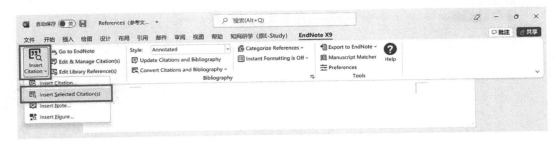

图 9-20　参考文献的插入

第十章 其 他

第一节 伦理审查及临床试验注册

医学科学技术的不断进步给人类带来意想不到的改变，但是如何接受这种改变是当下我们面对的挑战。干细胞治疗、克隆人技术、胎儿基因编辑问题在最近几年频繁引发伦理争议。因此伦理审查被视为一种责任和义务，尤其是临床试验。

为保护人的生命和健康，维护人格尊严，尊重和保护研究参与者的合法权益，促进生命科学和医学研究健康发展，规范涉及人的生命科学和医学研究伦理审查工作，2023年2月，国家卫生健康委、教育部、科技部、国家中医药局联合印发了《涉及人的生命科学和医学研究伦理审查办法》，要求所有临床试验均应接受伦理审查，且在开始招募受试者前须完成注册。具体如下：

第一章 总 则

第一条 为保护人的生命和健康，维护人格尊严，尊重和保护研究参与者的合法权益，促进生命科学和医学研究健康发展，规范涉及人的生命科学和医学研究伦理审查工作，依据《中华人民共和国民法典》《中华人民共和国基本医疗卫生与健康促进法》《中华人民共和国科学技术进步法》《中华人民共和国生物安全法》《中华人民共和国人类遗传资源管理条例》等，制定本办法。

第二条 本办法适用于在中华人民共和国境内的医疗卫生机构、高等学校、科研院所等开展涉及人的生命科学和医学研究伦理审查工作。

第三条 本办法所称涉及人的生命科学和医学研究是指以人为受试者或者使用人（统称研究参与者）的生物样本、信息数据（包括健康记录、行为等）开展的以下研究活动：

（一）采用物理学、化学、生物学、中医药学等方法对人的生殖、生长、发育、衰老等进行研究的活动；

（二）采用物理学、化学、生物学、中医药学、心理学等方法对人的生理、心理行为、病理现象、疾病病因和发病机制，以及疾病的预防、诊断、治疗和康复等进行研究的活动；

（三）采用新技术或者新产品在人体上进行试验研究的活动；

（四）采用流行病学、社会学、心理学等方法收集、记录、使用、报告或者储存有关人的涉及生命科学和医学问题的生物样本、信息数据（包括健康记录、行为等）等科学研究资料的活动。

第四条 伦理审查工作及相关人员应当遵守中华人民共和国宪法、法律和有关法规。涉及人的生命科学和医学研究应当尊重研究参与者，遵循有益、不伤害、公正的原则，保护隐私权及个人信息。

第二章 伦理审查委员会

第五条 开展涉及人的生命科学和医学研究的二级以上医疗机构和设区的市级以上卫生机构（包括疾病预防控制、妇幼保健、采供血机构等）、高等学校、科研院所等机构是伦理审查工作的管理责任主体，应当设立伦理审查委员会，开展涉及人的生命科学和医学研究伦理审查，定期对从事涉及人的生命科学和医学研究的科研人员、学生、科研管理人员等相关人员进行生命伦理教育和培训。

第六条 机构应当采取有效措施、提供资源确保伦理审查委员会工作的独立性。

第七条 伦理审查委员会对涉及人的生命科学和医学研究进行伦理审查，包括初始审查和跟踪审查；受理研究参与者的投诉并协调处理，确保研究不会将研究参与者置于不合理的风险之中；组织开展相关伦理审查培训，提供伦理咨询。

第八条 伦理审查委员会的委员应当从生命科学、医学、生命伦理学、法学等领域的专家和非本机构的社会人士中遴选产生，人数不得少于7人，并且应当有不同性别的委员，民族地区应当考虑少数民族委员。

伦理审查委员会委员应当具备相应的伦理审查能力，定期接受生命科学和医学研究伦理知识及相关法律法规知识培训。

必要时，伦理审查委员会可以聘请独立顾问，对所审查研究的特定问题提供专业咨询意见。独立顾问不参与表决，不得存在利益冲突。

第九条 伦理审查委员会委员任期不超过5年，可以连任。伦理审查委员会设主任委员1人，副主任委员若干人，由伦理审查委员会委员协商推举或者选举产生，由机构任命。

第十条 伦理审查委员会委员、独立顾问及其工作人员应当签署保密协议，承诺对伦理审查工作中获知的敏感信息履行保密义务。

第十一条 伦理审查委员会应当接受所在机构的管理和研究参与者的监督。

第十二条 伦理审查委员会应当建立伦理审查工作制度、标准操作规程，健全利益冲突管理机制和伦理审查质量控制机制，保证伦理审查过程独立、客观、公正。

伦理审查委员会应预先制定疫情暴发等突发事件紧急情况下的伦理审查制度，明确审查时限。

第十三条 机构应当在伦理审查委员会设立之日起3个月内进行备案，并在国家医学研究登记备案信息系统上传信息。医疗卫生机构向本机构的执业登记机关备案。其他机构按行政隶属关系向上级主管部门备案。伦理审查委员会应当于每年3月31日前向备案机关提交上一年度伦理审查委员会工作报告。

伦理审查委员会备案材料包括：

（一）人员组成名单和委员工作简历；

（二）伦理审查委员会章程；

（三）工作制度或者相关工作规程；

（四）备案机关要求提供的其他相关材料。

以上信息发生变化时，机构应当及时向备案机关更新信息。

第十四条 机构开展涉及人的生命科学和医学研究未设立伦理审查委员会或者伦理审查委员会无法胜任审查需要的，机构可以书面形式委托有能力的机构伦理审查委员会或者区域伦理审查委员会开展伦理审查。受委托的伦理审查委员会应当对审查的研究进行跟踪审查。医疗卫生机构应当委托不低于其等级的医疗卫生机构的伦理审查委员会或者区域伦理审查委员会开展伦理审查。

省级卫生健康主管部门会同有关部门制定区域伦理审查委员会的建设和管理办法。区域伦理审查委员会向省级卫生健康主管部门备案，并在国家医学研究登记备案信息系统上传信息。

第三章 伦理审查

第十五条 伦理审查一般采取伦理审查委员会会议审查的方式。

第十六条 伦理审查委员会应当要求研究者提供审查所需材料，并在受理后 30 天内开展伦理审查并出具审查意见。

情况紧急的，应当及时开展伦理审查。在疫情暴发等突发事件紧急情况下，一般在 72 小时内开展伦理审查、出具审查意见，并不得降低伦理审查的要求和质量。

第十七条 涉及人的生命科学和医学研究应当具有科学价值和社会价值，不得违反国家相关法律法规，遵循国际公认的伦理准则，不得损害公共利益，并符合以下基本要求：

（一）控制风险。研究的科学和社会利益不得超越对研究参与者人身安全与健康权益的考虑。研究风险受益比应当合理，使研究参与者可能受到的风险最小化；

（二）知情同意。尊重和保障研究参与者或者研究参与者监护人的知情权和参加研究的自主决定权，严格履行知情同意程序，不允许使用欺骗、利诱、胁迫等手段使研究参与者或者研究参与者监护人同意参加研究，允许研究参与者或者研究参与者监护人在任何阶段无条件退出研究；

（三）公平公正。应当公平、合理地选择研究参与者，入选与排除标准具有明确的科学依据，公平合理分配研究受益、风险和负担；

（四）免费和补偿、赔偿。对研究参与者参加研究不得收取任何研究相关的费用，对于研究参与者在研究过程中因参与研究支出的合理费用应当给予适当补偿。研究参与者受到研究相关损害时，应当得到及时、免费的治疗，并依据法律法规及双方约定得到补偿或者赔偿；

（五）保护隐私权及个人信息。切实保护研究参与者的隐私权，如实将研究参与者个人信息的收集、储存、使用及保密措施情况告知研究参与者并得到许可，未经研究参与者授权不得将研究参与者个人信息向第三方透露；

（六）特殊保护。对涉及儿童、孕产妇、老年人、智力障碍者、精神障碍者等特定群体的研究参与者，应当予以特别保护；对涉及受精卵、胚胎、胎儿或者可能受辅助生殖技术影响的，应当予以特别关注。

第十八条 涉及人的生命科学和医学研究的研究者在申请初始伦理审查时应当向伦理审查委员会提交下列材料：

（一）研究材料诚信承诺书；

（二）伦理审查申请表；

（三）研究人员信息、研究所涉及的相关机构的合法资质证明以及研究经费来源说明；

（四）研究方案、相关资料，包括文献综述、临床前研究和动物实验数据等资料；

（五）知情同意书；

（六）生物样本、信息数据的来源证明；

（七）科学性论证意见；

（八）利益冲突申明；

（九）招募广告及其发布形式；

（十）研究成果的发布形式说明；

（十一）伦理审查委员会认为需要提交的其他相关材料。

第十九条 伦理审查委员会收到申请材料后，应当及时受理、组织初始审查。重点审查以下内容：

（一）研究是否违反法律法规、规章及有关规定的要求；

（二）研究者的资格、经验、技术能力等是否符合研究要求；

（三）研究方案是否科学、具有社会价值，并符合伦理原则的要求；中医药研究方案的审查，还应当考虑其传统实践经验；

（四）研究参与者可能遭受的风险与研究预期的受益相比是否在合理范围之内；

（五）知情同意书提供的有关信息是否充分、完整、易懂，获得知情同意的过程是否合规、恰当；

（六）研究参与者个人信息及相关资料的保密措施是否充分；

（七）研究参与者招募方式、途径、纳入和排除标准是否恰当、公平；

（八）是否向研究参与者明确告知其应当享有的权益，包括在研究过程中可以随时无理由退出且不会因此受到不公正对待的权利，告知退出研究后的影响、其他治疗方法等；

（九）研究参与者参加研究的合理支出是否得到了适当补偿；研究参与者参加研究受到损害时，给予的治疗、补偿或者赔偿是否合理、合法；

（十）是否有具备资格或者经培训后的研究者负责获取知情同意，并随时接受研究有关问题的咨询；

（十一）对研究参与者在研究中可能承受的风险是否有预防和应对措施；

（十二）研究是否涉及利益冲突；

（十三）研究是否涉及社会敏感的伦理问题；

（十四）研究结果是否发布，方式、时间是否恰当；

（十五）需要审查的其他重点内容。

第二十条　与研究存在利益冲突的伦理审查委员会委员应当回避审查。伦理审查委员会应当要求与研究存在利益冲突的委员回避审查。

第二十一条　伦理审查委员会批准研究的基本标准是：

（一）研究具有科学价值和社会价值，不违反法律法规的规定，不损害公共利益；

（二）研究参与者权利得到尊重，隐私权和个人信息得到保护；

（三）研究方案科学；

（四）研究参与者的纳入和排除的标准科学而公平；

（五）风险受益比合理，风险最小化；

（六）知情同意规范、有效；

（七）研究机构和研究者能够胜任；

（八）研究结果发布方式、内容、时间合理；

（九）研究者遵守科研规范与诚信。

第二十二条　伦理审查委员会可以对审查的研究作出批准、不批准、修改后批准、修改后再审、继续研究、暂停或者终止研究的决定，并应当说明理由。

伦理审查委员会作出决定应当得到超过伦理审查委员会全体委员二分之一同意。委员应当对研究所涉及的伦理问题进行充分讨论后投票，与审查决定不一致的意见应当详细记录在案。

第二十三条　经伦理审查委员会批准的研究需要修改研究方案、知情同意书、招募材料、提供给研究参与者的其他材料时，研究者应当将修改后的文件提交伦理审查委员会审查。

第二十四条　经伦理审查委员会批准的研究在实施前，研究者、伦理审查委员会和机构应当将该研究、伦理审查意见、机构审核意见等信息按国家医学研究登记备案信息系统要求分别如实、完整、准确上传，并根据研究进展及时更新信息。鼓励研究者、伦理审查委员会和机构在研究管理过程中实时上传信息。

国家卫生健康委应当不断优化国家医学研究登记备案信息系统。

第二十五条　对已批准实施的研究，研究者应当按要求及时提交研究进展、严重不良事件、方案偏离、暂停、终止，研究完成等各类报告。

伦理审查委员会应当按照研究者提交的相关报告进行跟踪审查。跟踪审查包括以下内容：

（一）是否按照已批准的研究方案进行研究并及时报告；

（二）研究过程中是否擅自变更研究内容；

（三）是否增加研究参与者风险或者显著影响研究实施的变化或者新信息；

（四）是否需要暂停或者提前终止研究；

（五）其他需要审查的内容。

跟踪审查的时间间隔不超过 12 个月。

第二十六条　除另有规定外，研究者应当将研究过程中发生的严重不良事件立即向伦理审查委员会报告；伦理审查委员会应当及时审查，以确定研究者采取的保护研究参与者的人身安全与健康权益的措施是否充分，并对研究风险受益比进行重新评估，出具审查意见。

第二十七条　在多个机构开展的研究可以建立伦理审查协作机制，确保各机构遵循一致性和及时性原则。

牵头机构和参与机构均应当组织伦理审查。

参与机构的伦理审查委员会应当对本机构参与的研究进行跟踪审查。

第二十八条　机构与企业等其他机构合作开展涉及人的生命科学和医学研究或者为企业等其他机构开展涉及人的生命科学和医学研究提供人的生物样本、信息数据的，机构应当充分了解研究的整体情况，通过伦理审查、开展跟踪审查，以协议方式明确生物样本、信息数据的使用范围、处理方式，并在研究结束后监督其妥善处置。

第二十九条　学术期刊在刊发涉及人的生命科学和医学研究成果时，应当确认该研究经过伦理审查委员会的批准。研究者应当提供相关证明。

第三十条　伦理审查工作应当坚持独立性，任何机构和个人不得干预伦理审查委员会的伦理审查过程及审查决定。

第三十一条　以下情形可以适用简易程序审查的方式：

（一）研究风险不大于最小风险的研究；

（二）已批准的研究方案作较小修改且不影响研究风险受益比的研究；

（三）已批准研究的跟踪审查；

（四）多机构开展的研究中，参与机构的伦理审查委员会对牵头机构出具伦理审查意见的确认等。

简易程序审查由伦理审查委员会主任委员指定两个或者以上的委员进行伦理审查，并出具审查意见。审查意见应当在伦理审查委员会会议上报告。

简易程序审查过程中，出现研究的风险受益比变化、审查委员之间意见不一致、审查委员提出需要会议审查等情形的，应调整为会议审查。

第三十二条　使用人的信息数据或者生物样本开展以下情形的涉及人的生命科学和医学研究，不对人体造成伤害、不涉及敏感个人信息或者商业利益的，可以免除伦理审查，以减少科研人员不必要的负担，促进涉及人的生命科学和医学研究开展。

（一）利用合法获得的公开数据，或者通过观察且不干扰公共行为产生的数据进行研究的；

（二）使用匿名化的信息数据开展研究的；

（三）使用已有的人的生物样本开展研究，所使用的生物样本来源符合相关法规和伦理原则，研究相关内容和目的在规范的知情同意范围内，且不涉及使用人的生殖细胞、胚胎和生殖性克隆、嵌合、可遗传的基因操作等活动的；

（四）使用生物样本库来源的人源细胞株或者细胞系等开展研究，研究相关内容和目的在提供方授权范围内，且不涉及人胚胎和生殖性克隆、嵌合、可遗传的基因操作等活动的。

第四章 知情同意

第三十三条 研究者开展研究前，应当获得研究参与者自愿签署的知情同意书。研究参与者不具备书面方式表示同意的能力时，研究者应当获得其口头知情同意，并有录音录像等过程记录和证明材料。

第三十四条 研究参与者为无民事行为能力人或者限制民事行为能力人的，应当获得其监护人的书面知情同意。获得监护人同意的同时，研究者还应该在研究参与者可理解的范围内告知相关信息，并征得其同意。

第三十五条 知情同意书应当包含充分、完整、准确的信息，并以研究参与者能够理解的语言文字、视频图像等进行表述。

第三十六条 知情同意书应当包括以下内容：

（一）研究目的、基本研究内容、流程、方法及研究时限；

（二）研究者基本信息及研究机构资质；

（三）研究可能给研究参与者、相关人员和社会带来的益处，以及可能给研究参与者带来的不适和风险；

（四）对研究参与者的保护措施；

（五）研究数据和研究参与者个人资料的使用范围和方式，是否进行共享和二次利用，以及保密范围和措施；

（六）研究参与者的权利，包括自愿参加和随时退出、知情、同意或者不同意、保密、补偿、受损害时获得免费治疗和补偿或者赔偿、新信息的获取、新版本知情同意书的再次签署、获得知情同意书等；

（七）研究参与者在参与研究前、研究后和研究过程中的注意事项；

（八）研究者联系人和联系方式、伦理审查委员会联系人和联系方式、发生问题时的联系人和联系方式；

（九）研究的时间和研究参与者的人数；

（十）研究结果是否会反馈研究参与者；

（十一）告知研究参与者可能的替代治疗及其主要的受益和风险；

（十二）涉及人的生物样本采集的，还应当包括生物样本的种类、数量、用途、保藏、利用（包括是否直接用于产品开发、共享和二次利用）、隐私保护、对外提供、销毁处理等相关内容。

第三十七条 在知情同意获取过程中，研究者应当按照知情同意书内容向研究参与者逐项说明。

研究者应当给予研究参与者充分的时间理解知情同意书的内容，由研究参与者作出是否同意参加研究的决定并签署知情同意书。

在心理学研究中，因知情同意可能影响研究参与者对问题的回答，而影响研究结果准确性的，在确保研究参与者不受伤害的前提下经伦理审查委员会审查批准，研究者可以在研究完成后充分告知研究参与者并征得其同意，否则不得纳入研究数据。

第三十八条 研究过程中发生下列情形时，研究者应当再次获取研究参与者的知情同意：

（一）与研究参与者相关的研究内容发生实质性变化的；

（二）与研究相关的风险实质性提高或者增加的；

（三）研究参与者民事行为能力等级提高的。

第五章 监督管理

第三十九条 国家卫生健康委会同有关部门共同负责全国涉及人的生命科学和医学研究伦理审查的监督管理。

国家卫生健康委负责全国医疗卫生机构开展的涉及人的生命科学和医学研究伦理审查监督，国家中医药局负责涉及人的中医药学研究伦理审查监督。教育部负责全国高等学校开展的涉及人的生命科学和医学研究伦理审查监督，并管理教育部直属高等学校相关工作。其他高等学校和科研院所开展的涉及人的生命科学和医学研究伦理审查的监督管理按行政隶属关系由相关部门负责。

县级以上地方人民政府卫生健康、教育等部门依据职责分工负责本辖区涉及人的生命科学和医学研究伦理审查的监督管理。

主要监督检查以下内容：

（一）机构是否按照要求设立伦理审查委员会，并进行备案；

（二）机构是否为伦理审查委员会提供充足经费，配备的专兼职工作人员、设备、场所及采取的有关措施是否可以保证伦理审查委员会独立开展工作；

（三）伦理审查委员会是否建立健全利益冲突管理机制；

（四）伦理审查委员会是否建立伦理审查制度；

（五）伦理审查内容和程序是否符合要求；

（六）审查的研究是否如实、及时在国家医学研究登记备案信息系统上传、更新信息；

（七）伦理审查结果执行情况；

（八）伦理审查文档管理情况；

（九）伦理审查委员会委员的伦理培训、学习情况；

（十）其他需要监督检查的相关内容。

各级卫生健康主管部门应当与同级政府各相关部门建立有效机制，加强工作会商与信息沟通。

第四十条 国家和省级卫生健康主管部门应当牵头设立同级医学伦理专家委员会或者委托相关机构承担同级医学伦理专家委员会工作，为卫生健康、教育等部门开展伦理审查及其监督管理提供技术支持，定期对辖区内的伦理审查委员会委员进行培训，协助同级卫生健康、教育等主管部门开展监督检查。

第四十一条 机构应当加强对本机构设立的伦理审查委员会开展的涉及人的生命科学和医学研究伦理审查工作的日常管理，定期评估伦理审查委员会工作质量和审查效率，对发现的问题及时提出改进意见或者建议，根据需要调整伦理审查委员会或者委员等。

第四十二条　机构应当督促本机构的伦理审查委员会落实县级以上政府相关部门提出的整改意见；伦理审查委员会未在规定期限内完成整改或者拒绝整改，违规情节严重或者造成严重后果的，其所在机构应当调整伦理审查委员会、撤销伦理审查委员会主任委员资格，追究相关人员责任。

第四十三条　任何单位或者个人均有权举报涉及人的生命科学和医学研究中存在的违反医学研究伦理、违法违规或者不端行为。

第四十四条　医疗卫生机构未按照规定设立伦理审查委员会或者未委托伦理审查委员会审查，擅自开展涉及人的生命科学和医学研究的，由县级以上地方卫生健康主管部门对有关机构和人员依法给予行政处罚和处分。

其他机构按照行政隶属关系，由其上级主管部门处理。

第四十五条　医疗卫生机构及其伦理审查委员会违反本办法规定，有下列情形之一的，由县级以上地方卫生健康主管部门对有关机构和人员依法给予行政处罚和处分：

（一）伦理审查委员会组成、委员资质不符合要求的；

（二）伦理审查委员会未建立利益冲突管理机制的；

（三）未建立伦理审查工作制度或者操作规程的；

（四）未按照伦理审查原则和相关规章制度进行审查的；

（五）泄露研究信息、研究参与者个人信息的；

（六）未按照规定进行备案、在国家医学研究登记备案信息系统上传信息的；

（七）未接受正式委托为其他机构出具伦理审查意见的；

（八）未督促研究者提交相关报告并开展跟踪审查的；

（九）其他违反本办法规定的情形。

其他机构按照行政隶属关系，由其上级主管部门处理。

第四十六条　医疗卫生机构的研究者违反本办法规定，有下列情形之一的，由县级以上地方卫生健康主管部门对有关机构和人员依法给予行政处罚和处分：

（一）研究或者研究方案未获得伦理审查委员会审查批准擅自开展研究工作的；

（二）研究过程中发生严重不良反应或者严重不良事件未及时报告伦理审查委员会的；

（三）违反知情同意相关规定开展研究的；

（四）未及时提交相关研究报告的；

（五）未及时在国家医学研究登记备案信息系统上传信息的；

（六）其他违反本办法规定的情形。

其他机构按照行政隶属关系，由其上级主管部门处理。

第四十七条　机构、伦理审查委员会、研究者在开展涉及人的生命科学和医学研究工作中，违反法律法规要求的，按照相关法律法规进行处理。

第四十八条　县级以上人民政府有关行政部门对违反本办法的机构和个人作出的行政处理，应当向社会公开。机构和个人严重违反本办法规定的，记入科研诚信严重失信行为数据库，按照国家有关规定纳入信用信息系统，依法依规实施联合惩戒。

第四十九条　机构和个人违反本办法规定，给他人人身、财产造成损害的，应当依法承担民事责任；构成犯罪的，依法追究刑事责任。

第六章　附　　则

第五十条　本办法所称研究参与者包括人体研究的受试者，以及提供个人生物样本、信息数据、健康记录、行为等用于涉及人的生命科学和医学研究的个体。

第五十一条　本办法所称人或者人的生物样本包括人体本身以及人的细胞、组织、器官、体液、菌群等和受精卵、胚胎、胎儿。

第五十二条　涉及国家秘密的，在提交伦理审查和获取研究参与者知情同意时应当进行脱密处理。无法进行脱密处理的，应当签署保密协议并加强管理。未经脱密处理的研究不得在国家医学研究登记备案信息系统上传。

第五十三条　纳入科技伦理高风险科技活动清单的涉及人的生命科学和医学研究的伦理审查，还应当遵守国家关于科技伦理高风险科技活动伦理审查的相关要求。

第五十四条　本办法自发布之日起施行。本办法施行前，从事涉及人的生命科学和医学研究的机构已设立伦理审查委员会的，应当自本办法施行之日起 6 个月内按规定备案，并在国家医学研究登记备案信息系统上传信息。已经伦理审查批准开展的涉及人的生命科学和医学研究，应当自本办法实施之日起 9 个月内在国家医学研究登记备案信息系统完成上传信息。逾期不再受理。

以下我们将根据 2023 年《涉及人的生命科学和医学研究伦理审查办法》并结合实际情况，对伦理审查材料组成及伦理审查注册进行详细的描述。

一、伦理审查材料组成

临床试验大致分为药物类临床试验和器械类临床试验，根据伦理审查机构的具体要求，伦理审查材料可能会有所不同，一般都由临床研究方案、知情同意书、病例报告表、研究者手册、经济利益声明和研究团队履历及分工组成。

（一）临床研究方案（clinical research protocol，CRP）

临床研究方案包括研究背景、研究目的、研究设计、不良事件及严重不良事件的定义及处理方法、方法学及统计学等部分，其中不良事件及严重不良事件的定义及处理尤为重要。不良事件是指病人应用药物后所发生的任何不良医疗事件，该事件可能与治疗无关。对受试者在试验过程中发生的任何不良事件，包括实验室检查异常都必须仔细询问和追查。所有不良反应事件都必须判定其性质、严重程度和与药物的相关性，严格记录在病例报告表中并评价严重程度。除此之外，研究者应随访观察和记录所有不良事件的转归，跟踪由于不良事件而退出试验的患者直至不良反应事件完全解除。研究者必须判断不良事件是否与研究药物有关，并提供支持这一判断的依据。严重药物不良事件是指临床试验过程中发生需住院治疗、延长住院时间、伤残、影响工作能力、危及生命或死亡、导致先天畸形等事件。按照相关法律法规，出现严重不良事件时应在 24 小时内报告组长单位及申报单位，并填写严重不良事件表。

（二）知情同意书（informed consent form，ICF）

知情同意书是患者自愿参加临床试验的证明文件。知情同意书需符合完全告知原则，在受试者完全告知的情况下自主选择是否参加临床研究，为符合完全告知的原则，需由专门的研究者采用受试者能够理解的语言或文字，对临床研究的获益、可能发生的任何风险及赔偿权力进行无偏向性、无暗示性告知。

（三）病例报告表（case report form，CRF）

病例报告表是一种印刷的、可视的或者是电子版的文件，用于记录每个受试者的所有试验方案要求的信息，向申办者报告。CRF 须符合国际临床数据交换标准（CDISC）中的临床数据获取协调标准（CDASH）。

在填写病例报告表时，首先，研究者应保证在病例报告表和所有其他报告中，其数据准确、完整、可读和及时。其次，病例报告表中的数据应与原始文件保持一致，如有任何不同，应做出解释。最后，病例报告表中的任何修改必须标明日期、姓名缩写以及相应的解释，并且不能使原有的记录不能辨认，研究者应保存更改和更正的记录。

（四）研究者手册

研究者手册是有关试验用药品在进行人体研究时已有的临床与非临床资料。主要用于给研究负责人提供所有被试药物的信息及研究结果，主要内容包括药物的特征简介（化学名称、分子量、分子式、结构式），适应证，剂型，稳定性，安全性，药物代谢动力学特征，毒理学研究，有效期及使用注意事项等，可供研究人员参考，作为受试药物已获得正式核准的标志。

（五）经济利益声明

经济利益声明是主要研究者或研究人员对临床试验项目的经济利益披露，包括主要研究者或研究人员与临床试验项目申办者之间的任何金钱、不动产、股票、知识产权等利益关系说明，以及研究者或研究人员的配偶、子女、父母、合伙人与临床试验项目申办者之间的任何金钱、不动产、股票、知识产权等利益关系说明。

（六）研究团队履历及分工

研究团队履历及分工除介绍研究团队人员的履历及分工外，还需注意研究团队人员组成的合理性，一般由申办者、研究者和监查员组成。

申办者是指负责发起、管理和资助试验的个人、公司、研究所或组织。职责有：临床试验的质量保证和控制；临床试验设计和管理；研究者选择；安全性评价和药物的不良反应监测；独立伦理审查委员会的审批确认；生产、包装、标签和编码临床试验药品；临床试验的检查和稽查。

研究者是负责具体临床试验和执行临床试验项目和保护受试者的权利、健康和福祉的在合法医疗机构具有行医资格的医务人员，研究者对所做的与试验相关的医学决定负责，职责有：确保招募到一定数量的受试者，能够及时和安全地完成临床试验项目；确保所有参加试验项目的研究机构其他人员在试验计划书、研究药品和他们在试验项目中的职责及功能等方面受到充分的培训；理解试验药物的性质和管理；遵循试验方案书和药品临床试验管理规范；报告不良反应和严重不良反应事件；确保所要进行的临床试验获得独立伦理审查委员会、申办者和药政当局的审批；确保受试者的知情权。

监查员是指由申办者指定的个人，负责监督和报告临床试验的进程并进行数据的审核。监查员是申办者和研究者之间的主要交流纽带，监查员要确保临床试验是按照试验方案书、标准操作程序、良好临床实践和相关药政法规的要求进行，职责有：遵守临床监查标准程序；参与临床试验项目的管理和操作；确保研究机构人员、设备和资源的稳定性；监查研究机构的试验药品和物品；协调和检查临床试验项目的其他物品齐全和充足；报告不良反应事件和严重不良反应事件；确保临床试验文件齐全；监督研究者行为；确保临床试验数据的完整和准确；完成临床监查报告。

二、临床试验注册

经伦理审查委员会的批准，临床试验项目获得伦理审查批件及审批号，接下来就可以进行临床试验注册。所有在人体中和采用取自人体的标本进行的研究，包括各种干预措施的疗效，安全性的有对照或无对照试验（如随机对照试验、病例-对照研究、队列研究及非对照研究），预后研究，病因学研究和包括各种诊断技术、试剂、设备的诊断性试验，均需注册。目前，提供临床试验注册的平台有很多，被研究者广泛应用的平台有中国临床试验注册中心（https://www.chictr.org.cn）和美国临床试验注册中心（https://clinicaltrials.gov）。以中国临床试验注册中心为例，为大家介绍注册流程：

1. 用户注册及登录 首先打开中国临床试验注册中心网站，点击"新用户注册"，如图 10-1 所示，并如实填写注册信息，其中带 * 为必填选项，如图 10-2 所示。注册完成后填写用户名与密码登录。

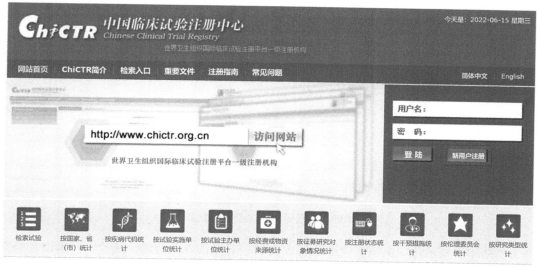

图 10-1 中国临床试验注册中心新用户注册

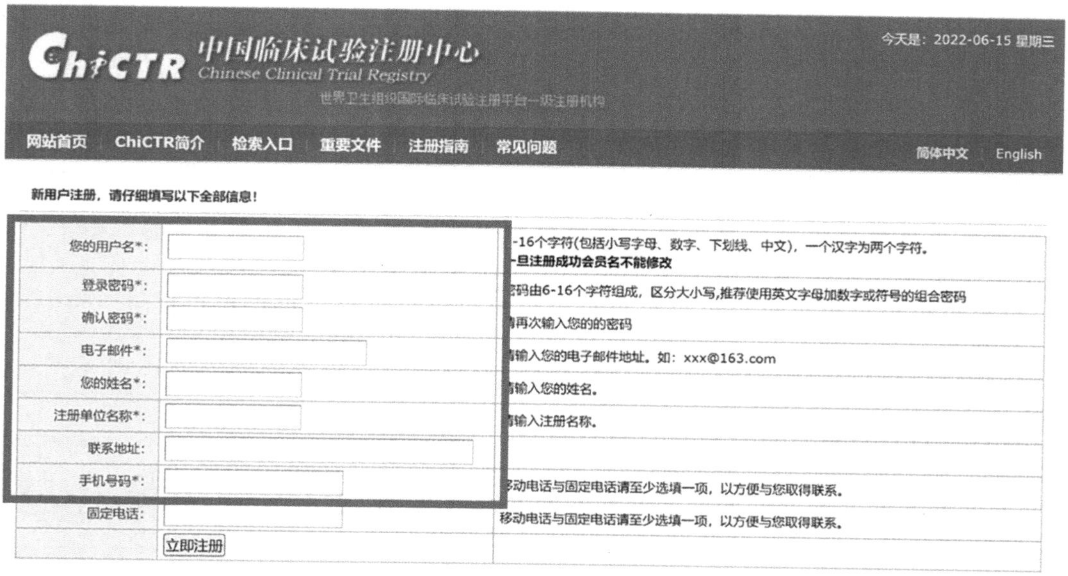

图 10-2 中国临床试验注册中心新用户注册信息填写

2. 注册类型的选择 点击页面上方"新注册项目 Create a new project"，进行临床试验的注册。需双语注册且注册时间应早于第 1 例患者的入组时间，填写语言选择"中文和英文/

Chinese And English"，注册号状态选择"预注册/Prospective registration"，如图 10-3 所示。

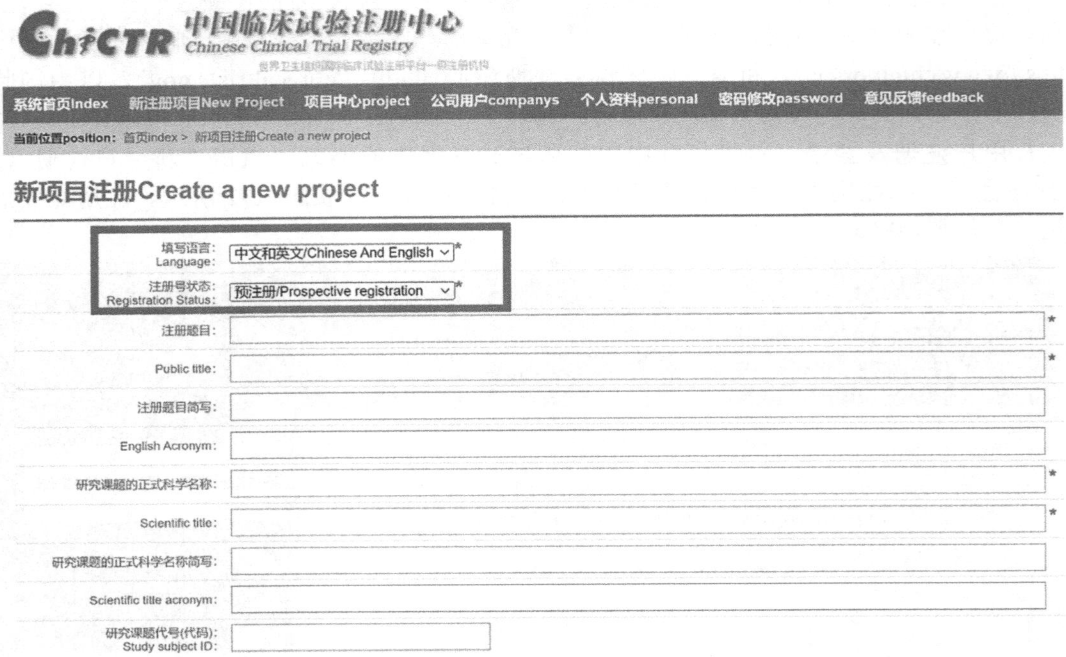

图 10-3　注册语言及注册号状态的选择

3.依据注册要求，如实填写申请注册人信息、研究负责人信息、试验主办单位、研究方案等，并提交伦理审查批件的复印件。按照世界卫生组织国际临床试验注册平台的规定，凡是申请注册的临床试验均须提供伦理审查批件，各单位伦理审查委员会的审查批件均有效。鉴于有的伦理审查委员会要求研究者先注册后进行伦理审查，因此提交伦理审查批件的时间可在填报注册申请表的同时，也可于注册完成后提交，获得注册号后研究者再提交伦理审查委员会审查，获得伦理审查批件后必须立即上传。

4. 将所有信息按照要求填写完成后，点击"保存 save"，对所有信息进行仔细检查，确认无误后，点击"提交 submit"按钮提请工作人员对该信息进行审核，如图 10-4 所示。

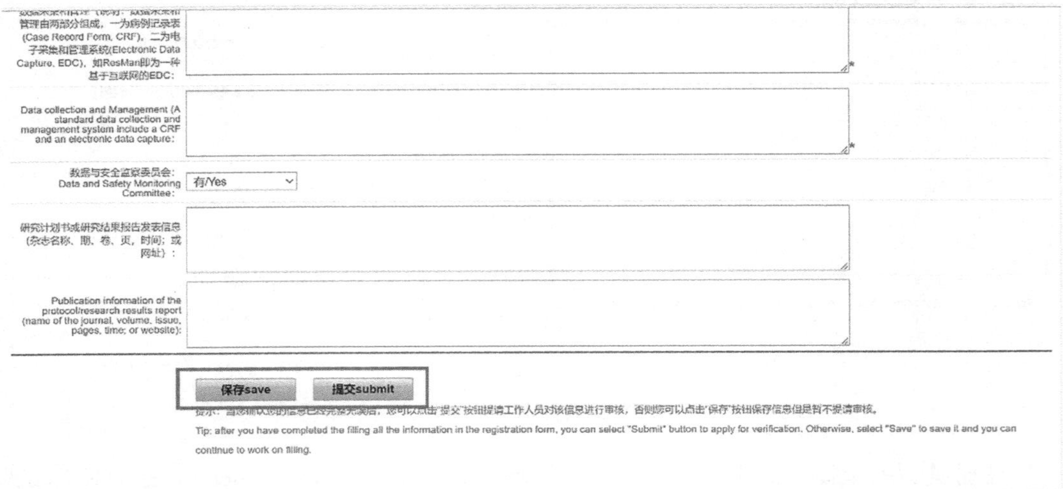

图 10-4　临床注册项目的保存与提交

5. 项目提交审核后，可在"项目中心"中查询项目审核状态和编辑项目，如图 10-5 所示。

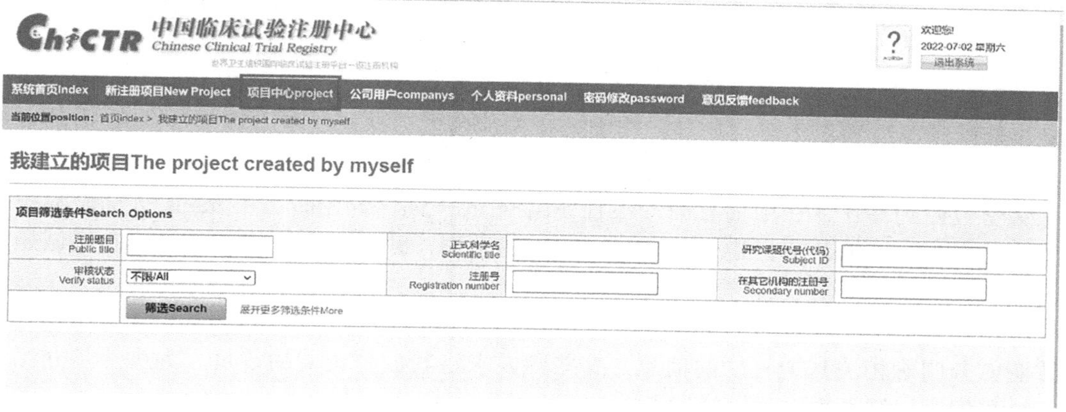

图 10-5 临床注册项目的查询与编辑

美国临床试验注册中心的注册流程与中国临床试验注册中心的注册填写方式几乎一致，但在注册账号的申请上，一般多使用单位账号（如高校、医院等），如图 10-6 所示，一个账号可进行多个临床试验的注册。

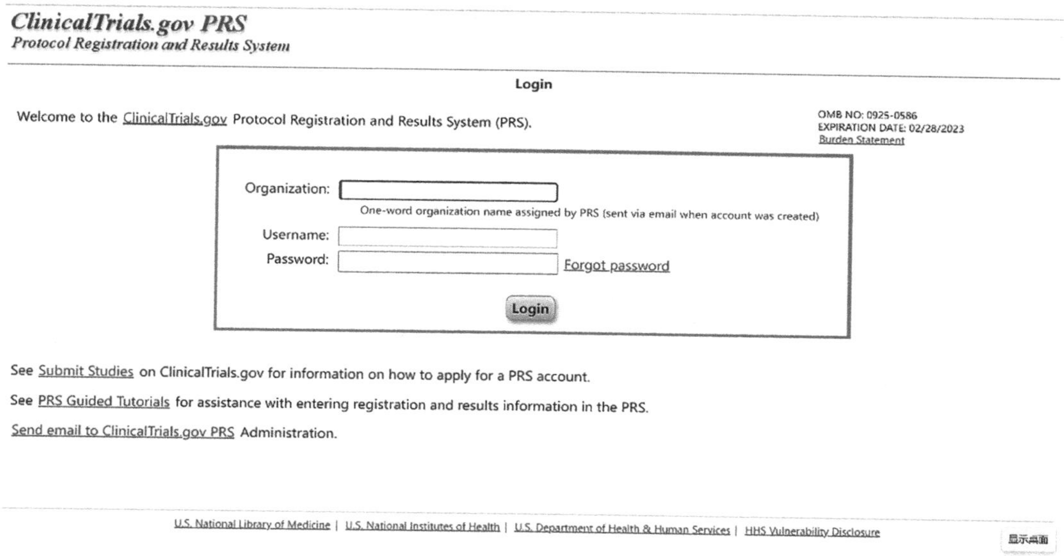

图 10-6 美国临床试验注册中心的登录界面

第二节 致谢部分的写作

致谢（Acknowledgments）的写作，是对除作者以外为论文提供帮助的人和机构表示感谢，通常出现在正文后的附加部分。

关于致谢的内容，主要包括以下几个方面。首先，我们应该对无论是实验室还是个人获得的任何重要技术帮助表示感谢，其中包括仪器、设备或相关实验材料的提供者，协助实验工作的人员、单位等。例如可使用"Thanks are due to Zhang for assistance with the experiments."，避免如"To acknowledge all of the people who have contributed to this paper."的表达。其次，我们应该感谢外部的基金帮助，如资助、协议或奖学金，有时还需要附注资助项目号、合同书编号。另外，国外某些 SCI 期刊要求在致谢中说明有无利害冲突（any clarification regarding conflicts of interest of the authors）。如无特殊情况，一般都不会轻易列出其冲突对象，此时注明没有即可。

关于致谢的对象，应是曾经对本研究工作有直接和实质性帮助、贡献的人或者团体，团体又包括国家单位和集体单位两种，国家单位例如国家自然科学基金委员会、省/市的科学基金委员会等。集体单位例如×××公司，×××研究所等。

关于致谢的写作，在用词方面，不宜使用 wish 一词，开始时可用 thank 一词。科技论文中感谢不宜带有感情色彩，避免对家人和亲人的感谢，致谢内容应实事求是、态度诚恳、语言简练。

致谢的具体格式需要参照所投期刊对"Acknowledgments"的具体要求，像有些期刊要求在致谢部分明确相关基金资助的信息，有些则要求将其放到论文的首页。为进一步介绍其英语表达和模式，这里举出几例供参考：

例 1：

Financial support from the National Natural Science Foundation of China (Project NO.×××), and Shandong Science and Technology Commission is gratefully acknowledged.

例 2：

This work was supported in part by the Shandong Traditional Chinese Medicine Science and Technology Key Project, and ... and ...

例 3：

I thank backwoods Paper Company for needed supplies, research space, and advice ...

I thank the following for advice and guidance: Mr. ××× (my teacher), Ms.×××, Mr.×××, and ...

第三节　作者贡献部分的写作

SCI 文章有时需要对作者贡献（Author Contributions）进行详细描述，贡献者角色分类法（Contributor Roles Taxonomy，CRediT）是 2012年为了避免作者贡献的歧义，具体划分作者的贡献而制定的一个评价体系，包括以下要求：通讯作者有责任确保描述的准确性并得到所有作者的同意；应列出所有作者的角色；作者可能在多个角色中做出了贡献；CRediT 绝不会改变期刊的作者资格标准。

该方法将作者的贡献划分为 14 个类别，并对每个类别的角色详细精确地定义了作者的贡献。具体如下：论文构思（Conceptualization）；数据管理（Data curation）；形式分析（Formal analysis）；获取资助（Funding acquisition）；调查研究（Investigation）；方法论（Methodology）；项目管理（Project administration）；提供资源（Resources）；软件（Software）；指导（Supervision）；验证（Validation）；可视化呈现（Visualization）；初稿写作（Writing-original draft）；审核与编辑写作（Writing-review & editing）。

作者贡献不限于以上所列项目，每位作者可以表述多项贡献。

作者贡献声明举例如下：

1. ××，×× and ××× designed the study and wrote the manuscript. ××，×× and ×× performed the literature searches and collected the data. ××，×× and ×× performed the statistical analysis. All authors approved the final content of the manuscript.

2. ××，××, and ×× conceived of and designed the study. ××，××，×× and ××

collected and analyzed the data. ×× wrote the paper. ×× and ×× supervised the whole study and revised the manuscript. All authors contributed to the article and approved the submitted version.

3. The study was conceived and designed by ×× and ×××. ××× performed the experiments and interpreted the results. ××× and ×× assisted in conducting the experiments and analyzed the data. ×× and ××× drafted the manuscript. ××, ×× and ××× edited the figures in the manuscript. All authors read and approved the final version of the manuscript. ××× and ×× contributed equally to this work and were co-first authors. ×× and ××× worked as co-authors for correspondence.

第三篇 医学科学论文的投稿、修稿须知

论文撰写的过程就像制作一件工艺品，从设计到选材，再到制作完成，每一步都需严格把关才可以成功，而选择一个合适的期刊进行投稿的过程就是为这件工艺品找到合适归属的过程，如果不想埋没艺术品的价值，投稿这个过程至关重要。在此，我们就如何选择适合投稿的期刊展开谈一谈。

第十一章 投稿期刊的选择

第一节 文章及期刊的类型与质量评价

一、客观认知论文的水平

（一）比较同领域内相关论文，找到定位

期刊的合理选择是建立在对自己论文水平有一个客观而准确的评价基础上，我们在论文选题之初便已通过查阅文献对本领域的科研进展及局限有了一定的了解，但在选刊之前，仍需要查阅相关文献进行分析总结，对比同领域内的类似研究，大致评估所写论文的整体水平，找准自身论文的具体定位，即我们的论文适合发表的刊物及刊物级别。简单来讲，就是我们的论文究竟适合发表在什么类型、什么水平的期刊上，影响因子定义在什么范围。人都会有梦想，但不是所有人的论文都适合投稿到 *Cell*、*Nature*、*Science*（合称 CNS）等顶级期刊上，好高骛远是不可取的，只有论文水平匹配才有可能实现，不然投稿的过程只能是事倍功半甚至徒劳无功。当然，在评价的时候，也不要因妄自菲薄而低估了自己的研究水平和价值。对比他人论文，或者征询他人的建议，科学恰当地评价自己的论文水平，是找到合适期刊的必要前提，所谓知己知彼、百战不殆就是这个道理。

（二）知晓论文特点与不足

我们都知道，一篇好的 SCI 学术论文应同时具备创新性、科学性、规范性、学术性、实用性和准确性。其中最重要的是创新性，也就是论文中有没有新的发现或进展，这也是评估论文价值的基本出发点。这需要我们在研究之前对所要研究的领域有一个总体把握，确保自己在科研思维火花迸发时想到的科研亮点还没有人发表过。有一个小故事生动地类比了这一状况："一个人走在路上，突然发现地上有一块金砖，我们首先会想到是天降横财，但转念一想，这块金砖为什么只被自己发现了，之前路过的人为什么没有发现，或者发现了为什么没有据为己有？"这时我们需要做的就是验证一下金砖的真伪了。我们想到的新颖点就是铺在科研路上的那块砖，具体是金、银、铜、铁哪种材质，需要我们在文献复习及同行交流中初步判断。如果论文具备创新性，意义较大，研究方法严谨且充分，研究结果及结论科学，可以考虑向高水平期刊投稿。如果论文创新性稍差，研究方法多维性不足，则应考虑向一般水

平期刊投稿。作为科研工作者要根据自己论文的实际情况，客观、如实地评估论文的科学意义和实用价值。任何论文都不可能做到完美无缺，任何研究都具有一定的局限性。因此，在评价自己论文时，应结合相关文献背景，总结研究的缺点和不足，客观地分析研究的科学价值和论文撰写的水平。充分认识论文的缺点和不足，有助于全面评估自己论文的水平，选择合适的期刊。仔细阅读发表在顶级期刊上的文章，我们会发现，CNS 期刊上的研究也并非那么高深莫测、不可企及，其实很多论文都是解决我们日常司空见惯的现象，但后者用科学的方法予以证实。科研中，很多问题看似平常，但实际上原理并不明确，如果能够解决这类问题，便是研究的创新与价值所在。如果研究真的切实解决或者证实了这样的问题，发表 CNS 期刊论文也并非痴人说梦。

（三）把握论文类型

医学科学论文除常见的论著和综述外，还有病例报道和快讯等，不同类型的论文发表难度是不一样的。而定义论文类型的目的就是把果子（我们的论文）放到正确的篮子（适合的领域）里。对于论著而言，大多数期刊都接收此类论文，可供选择范围大。对综述而言，有些期刊不接收综述投稿，或只接收约稿综述，可供选择范围较小。而病例报道、快讯的范围则更小。因此，在选择期刊时，应充分考虑这一问题，试想，如果我们不清楚拟投稿期刊的刊登论文类别，盲目投过去，结局只有退稿。查阅拟投稿期刊的读者说明（或投稿须知）和近期各种类型论文的刊载情况对于论文被快速接收很重要。

二、推己及刊，合理匹配

除了知晓自身论文水平与类型，了解拟投稿期刊的特色同样重要。就像钥匙匹配锁，彼此合适才可以打开。评价期刊的角度是多方面的，虽然很难做到面面俱到，但是有一些因素是作者在选择期刊时必须了解且应重点考虑的。比如，期刊的办刊宗旨、影响力、期刊声望、审稿周期和发表速度、是否收取版面费等。

（一）期刊的办刊宗旨和范围

每个 SCI 期刊都有其办刊宗旨和范围（Aim and Scope），一般可在期刊官方网页或者投稿须知中看到，该部分会详细介绍期刊的侧重点和兴趣领域所在。作为作者的我们需要仔细阅读相关说明，评估自己论文主题是否符合该期刊的征稿范围或论文内容是否符合期刊要求。如果基本满足，那该期刊便可纳入投稿的备选清单。

（二）期刊的影响力及声望

期刊的影响因子和分区是评价期刊质量的重要指标。一般而言，影响因子越高、分区越高的期刊质量相对越好，其学术水平、声望和知名度也相对越高。但此处需要说明的一点是，影响因子与影响力的这种正比关系不是绝对的，对于有些领域而言，比如统计学领域，JASA、AOS、JRSS、BKA "四大天王" 级别期刊，最高的影响因子也没有超过 3 分大关，尽管其期刊影响因子不如肿瘤、血液等领域高，但是其业内影响力却不弱，能在其上发表论文也不是一件简单的事。期刊影响力一般看其在本领域内的业内评价和口碑，不同专业的期刊即使影响力相差很大，也没有可比性，毕竟受众群体才是计算影响因子的重要因素。所以，我们需要在专业领域内根据自己论文的实际情况，准确定位到拟选择期刊。发表论文的目的不是一味追求高影响因子，而是为了让我们的研究有更多的受众，获得最大的传播价值与科学影响力。

我们可以投稿略高于自己论文水平的期刊，虽然在投稿这些期刊时，可能会被拒稿，但也有可能有意外收获，比如，论文送审后得到了编辑或者审稿人的意见，这些建议可以帮助作者认识到论文的不足，及时完善自己的论文。但是，如果被拒稿，且因某些客观原因，无法根据编辑或者审稿人的建议进行完善，则不建议盲目地向本领域内高水平期刊连续多次投稿，这样不仅会影响论文的发表周期，也会严重浪费编辑和审稿人的时间。因此，作者应较为准确地定位自己论文的水平，根据审稿意见和进程，及时修改并调整投稿期刊。中国科学院与《期刊引用报告》（*Journal Citation Reports*，JCR）期刊分区的规则如下（图 11-1），可为客观评价期刊水平提供参考。

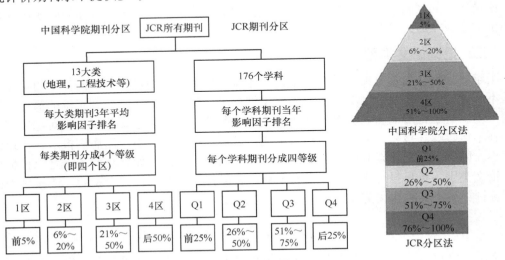

图 11-1　中国科学院与 JCR 期刊分区依据与特点

（三）期刊的发表周期

发表周期是指从编辑部收到稿件到论文发表所需的时间，它可以反映论文的审稿周期和发表速度。多数 SCI 学术期刊在刊载文章的首页都会标注稿件的收稿（received）日期、接收（accepted）日期和论文发表（published）日期。作者可以借此统计近期该期刊发表论文的周期长短。此外，借助期刊分析软件，如 Medsci、Letpub 等也可以直接查阅期刊的大体发表周期。建议临近毕业或者是需要论文尽快发表的作者选择发表周期相对较短的期刊，可以较快地获取审稿意见，利于我们更有效率地修改和发表。

（四）期刊的拒稿率

越是高水平的期刊，其拒稿率相对就越高，从高水平期刊影响因子就可以明白其中的原因。高水平的本质就在于每年发表的论文数量少但是质量高，即"少而精"，每篇都是精品，尽管每年发表总篇数少，但是每一篇的影响力很大，篇均引用次数多，是其影响因子高的原因。因此，在投稿时，如果客观评价自己的论文达不到所谓精品的标准，应谨慎选择高水平期刊，因为被拒稿概率很大。此外，现在有一些学术论坛或网站，如丁香园、Medsci 等可以看到其他作者的投稿经验分享，可以帮助作者了解期刊的拒稿情况，有些还会有对国人友好度或者国人论文接收率的相关统计，方便我们合理选择投稿期刊。

（五）期刊版面费

不同于中文期刊，英文期刊一般不收取审稿费，但是也有部分期刊会收取一定版面费（一般每篇折合人民币 1 万～2 万元）。所谓版面费，其实是发表经营模式的转变导致的支付思维的变化，传统发表是读者根据需要购买论文，而当下很多期刊收取版面费，是为了让论文转为开放获取（open access，OA），即缴纳版面费后，发表在其上的论文可供全世界的科研人员免费下载，变成了作者付费出版，读者免费获得的发表模式。这种模式的目的是让研究成果更好传播。当然，很多不收取版面费的期刊也会提供 OA 的选择，如果作者愿意交纳版面费，对应的论文也可以变成免费下载的模式，等同于非强制性的自由选择。此外，在论文中使用彩色图片或论文篇幅超出要求时，部分期刊也会额外要求作者就这部分进行付费。因此，在论文投稿中，作者可根据研究的资助情况及课题组的经费情况，选择付费或非付费期刊。

第二节　期刊选择的方法

一、软件检索法

（一）PubMed

大家最熟悉的 PubMed 不仅是一个检索工具同时也是一个很好的选刊平台。按照我们研究的关键词检索（图 11-2），关键词本身即可定位论文的研究领域与特点，以此可以大致看看与我们研究类似或者相关的论文发表在哪些期刊上，这些期刊在很大程度上适合于我们的研究发表，从中进行筛选，我们可以进一步查看论文的摘要，或者直接登录该期刊主页看投稿须知以确认是否适合我们的论文。

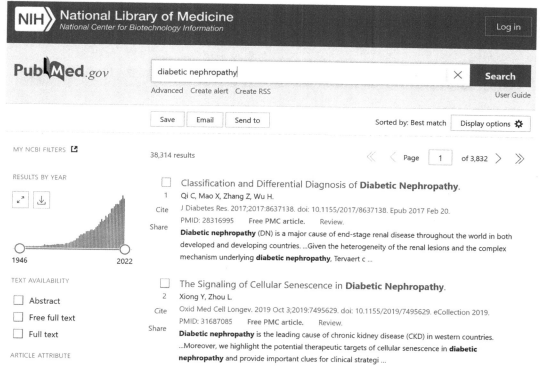

图 11-2　PubMed 检索选刊

此外，在 PubMed 页面左边过滤栏中，我们也可以根据论文的类型进行选择（图 11-3），看看符合我们论文类型的研究都发表在哪些期刊上，借此更准确地筛选出对应符合要求的期刊。

Associated data

ARTICLE TYPE

Books and Documents

Clinical Trial

Meta-Analysis

Randomized Controlled Trial

Review

Systematic Review

PUBLICATION DATE

○ 1 year

○ 5 years

○ 10 years

○ Custom Range

Additional filters

Reset all filters

3 Cite Share
Pathologic classification of **diabetic nephropathy**.
Tervaert TW, Mooyaart AL, Amann K, Cohen AH, Cook HT, Drachenberg CB, Ferrario F, Fogo AB, Haas M, de Heer E, Joh K, Noël LH, Radhakrishnan J, Seshan SV, Bajema IM, Bruijn JA; Renal Pathology Society.
J Am Soc Nephrol. 2010 Apr;21(4):556-63. doi: 10.1681/ASN.2010010010. Epub 2010 Feb 18.
PMID: 20167701　　Free article.
Although pathologic classifications exist for several renal diseases, including IgA **nephropathy**, focal segmental glomerulosclerosis, and lupus nephritis, a uniform classification for **diabetic nephropathy** is lacking. ...We divide **diabetic nephropathy** ...

4 Cite Share
Inflammation and the pathogenesis of **diabetic nephropathy**.
Wada J, Makino H.
Clin Sci (Lond). 2013 Feb;124(3):139-52. doi: 10.1042/CS20120198.
PMID: 23075333　　Review.
Upstream of these three major pathways, hyperglycaemia is the major driving force of the progression to ESRD from **diabetic nephropathy**. Downstream of the three pathways, microinflammation and subsequent extracellular matrix expansion are common pathways for the prog ...

5 Cite Share
[Pathophysiology of **diabetic nephropathy**: a literature review].
Meza Letelier CE, San Martín Ojeda CA, Ruiz Provoste JJ, Frugone Zaror CJ.
Medwave. 2017 Jan 12;17(1):e6839. doi: 10.5867/medwave.2017.01.6839.
PMID: 28112712　　Review.　　Spanish.
This review addresses the known pathways in the development of **diabetic nephropathy** aiming to improve the understanding of potential therapeutic targets that could be developed in the future....

图 11-3　PubMed 论文类型筛选

（二）丁香通——SCI 选刊助手

利用网络查询平台如丁香通——SCI 选刊助手（图 11-4），在搜索框中键入论文的关键词或者摘要，点击"找期刊"，即可看到系统筛选的期刊列表（图 11-5）。包括系统给出的匹配程度、影响因子等信息，需要注意的是，这里影响因子更新并不及时，仅供参考。

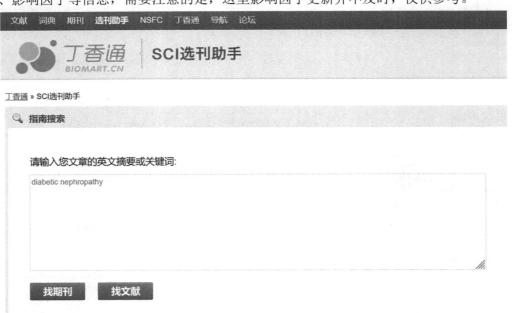

图 11-4　丁香通选刊助手搜索界面

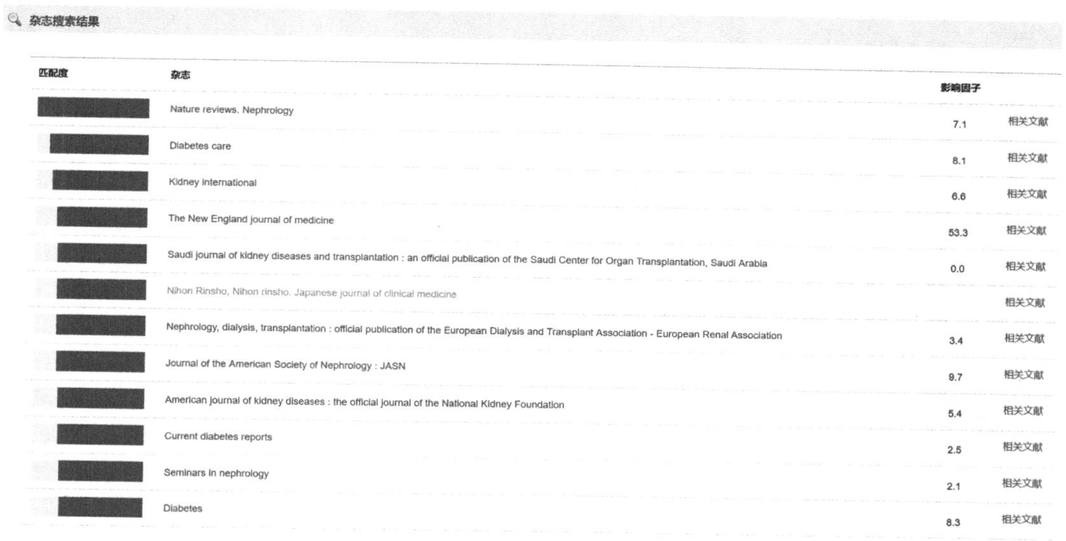

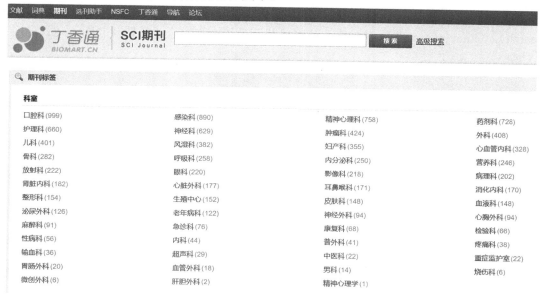

图 11-5　丁香通选刊助手筛选结果列表

此外，丁香通的"期刊"一栏，对所列举的期刊进行了分类（图 11-6），我们可以从中选取自己相应学科的期刊，这里需要说明的是：学科后面对应的期刊不一定是与学科本身密切相关的，包含所属学科字眼的期刊也在其中。

图 11-6　丁香通选刊助手期刊学科分类

（三）出版社官方工具——JournalFinder 或者 Journal suggester

1. JournalFinder　是由 Elsevier 提供的选刊工具（图 11-7），如果我们想选择 Elsevier 旗下的期刊，该款选刊工具会是比较合适的选择。

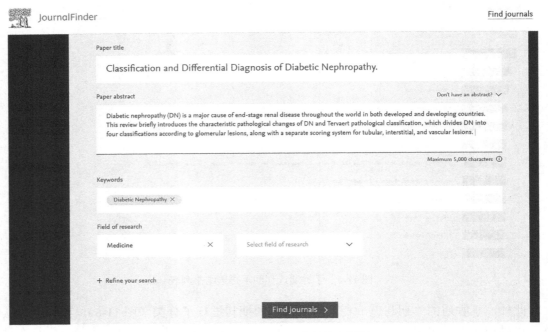

图 11-7　JournalFinder 选刊检索界面

　　把我们研究的题目、摘要、关键词填到对应的条目下面，选择对应的研究领域（Field of research），"Find journals"一键搜索，便可以找到系统内相对合适的期刊（图 11-8）。

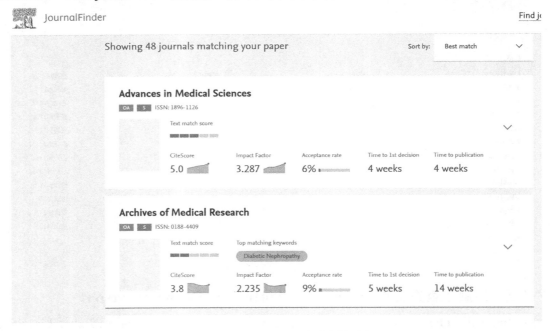

图 11-8　JournalFinder 选刊结果列表

　　对应结果中会列出期刊名、CiteScore、影响因子、接收率、一审时间和发表时间等关键信息；此外，点击右侧下拉箭头，也可以看到对应期刊的投稿链接（Submit paper）及办刊范围宗旨（Journal scope）等详细信息（图 11-9）。

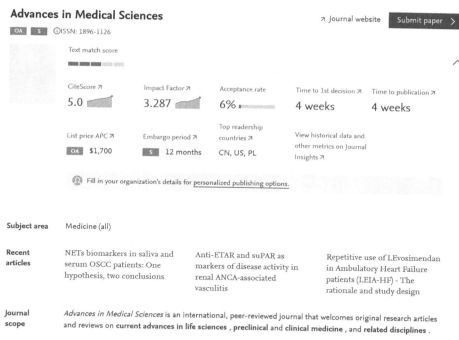

图 11-9　JournalFinder 检索期刊对应详细信息

2. Journal suggester　是由 Springer 提供的选刊工具（图 11-10），和 Elsevier 的选刊工具大同小异，需要同时输入文章题目和摘要搜索。

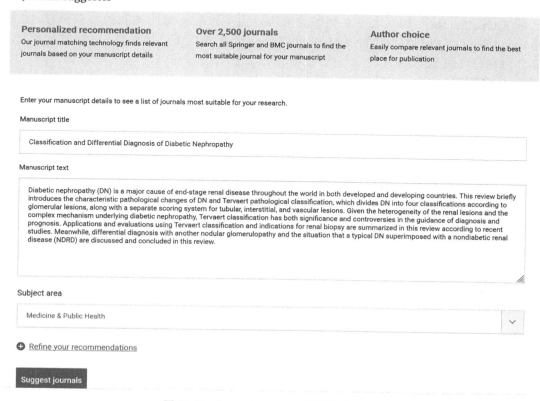

图 11-10　Journal suggester 期刊检索界面

完善论文信息，点击"Suggest journals"一键搜索，便可见推荐期刊列表（图 11-11）。

Acta Diabetologica

4.28 Impact factor | 18 days First decision (average) | 22% Acceptance rate

BMC Nephrology

2.388 Impact factor | 66 days First decision (average) | 37% Acceptance rate

International Urology and Nephrology

2.37 Impact factor | 27 days First decision (average) | 18% Acceptance rate

Journal of Diabetes & Metabolic Disorders

- Impact factor | 50 days First decision (average) | 38% Acceptance rate

图 11-11　Journal suggester 期刊筛选结果列表

同 JournalFinder 一样，点击右侧下拉箭头，也可以看到对应期刊的投稿链接（Submit your manuscript）、办刊范围宗旨（Aims and Scope）、影响因子、接收率、一审时间和发表时间等详细信息（图 11-12）。

SPRINGER NATURE
Journal suggester

Acta Diabetologica

4.28 Impact factor | 18 days First decision (average) | 22% Acceptance rate

Submit your manuscript

If you have chosen to submit your manuscript, you will be taken to the submissions form for this journal. You will still be able to make changes before your final submission.

Aims and Scope

Acta Diabetologica is a journal that publishes reports of experimental and clinical research on diabetes mellitus and related metabolic diseases. Original contributions on biochemical, physiological, pathophysiological and clinical aspects of research on diabetes and metabolic diseases are welcome. Reports are published in the form of original articles, short communications and letters to the editor. Invited reviews and editorials are also published. A Methodology forum, which publishes contributions on methodological aspects of diabetes in vivo and in vitro, is also available. The Editor-in-chief will be pleased to consider articles describing new techniques (e.g., new transplantation methods, metabolic models), of innovative importance in the field of diabetes/metabolism. Finally, workshop reports are also welcome in Acta Diabetologica.

Visit the journal home page

Indexed by Google Scholar, EBSCO Discovery Service, Journal Citation Reports/Science Edition, SCImago, Science Citation Index Expanded (SCIE), BIOSIS, UGC-CARE List (India), Dimensions, EMBASE, Reaxys, ProQuest-ExLibris Primo, EBSCO STM Source, ProQuest-ExLibris Summon, EBSCO Academic Search, Japanese Science and Technology Agency (JST), Current Contents/ Life Sciences, EBSCO Biomedical Reference Collection, Biological Abstracts, Science Citation Index, Naver, Pathway

图 11-12　Journal suggester 期刊对应详细信息及投稿链接

（四）JournalGuide

有没有什么软件可以又快又精确地找到与论文内容最匹配的期刊呢？答案当然是肯定的，JournalGuide 是一款目标期刊选择必备工具，通过标题、关键词进行匹配，或者通过其他途径协助寻找合适的期刊（图 11-13）。

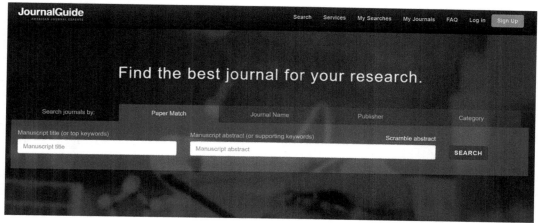

图 11-13　JournalGuide 期刊检索界面

优势：①覆盖面广，覆盖了 4.6 万余种 SCI 期刊，只需输入论文的标题和摘要，点击"SEARCH"即可搜索与该论文内容匹配的 SCI 期刊。②搜索结果包括匹配期刊的名称、影响因子、出版社，以及期刊与该论文内容的相关程度。相关程度越高，期刊得分越高，排序越靠前。③针对每个匹配期刊，JournalGuide 均会给出该期刊上与您论文相似度高的文献，方便我们在投稿该期刊的时候引用。JournalGuide 包含四种搜索期刊的方法：根据论文内容直接匹配（Paper Match）、期刊名（Journal Name）、出版商（Publisher）和学科分类（Category）。

点击"Paper Match"（图 11-14），直接输入题目及摘要，点击"SEARCH"，即可查看匹配期刊。检索区域包含高级检索和匹配区域两大块。此外，有很多参数如年限、OA 等都可以在过滤栏进行设置。需要指出的是，这里的 impact 不是常见的影响因子（IF），因为不同领域，IF 范围不同，所以期刊自行计算了 SNIP（Source Normalized Impact per Paper）保证跨领域的可比性。SNIP 是荷兰学者 Moed 教授于 2010 年提出的全新期刊评价指标，旨在对不同主题领域的期刊影响力进行评价。

JournalGuide 期刊匹配的操作原理是按照与输入的 title、abstract 匹配的 SCI 文章数量多少来给 Journal 评分，同时选定"Compare"对比 3 个期刊的发表速度、版面费、OA 等。此外，独特的功能：可以点击"Matches"图标直接查看对应的 SCI 论文，另外"Follow"功能还能随访选定的期刊，帮助定位参考文献以及新的类似研究。即使文章正文还没写，依据拟定的题目就可以找到与之匹配的目标期刊以及相关的类似论文，相较于其他软件这个功能还是很实用的。

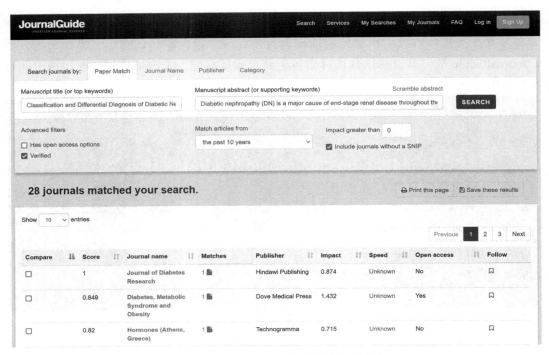

图 11-14   JournalGuide 期刊检索结果列表

（五）Journal/Author Name Estimator（Jane）

Jane（期刊作者评估系统）是比较老牌的期刊推荐网站（图 11-15），是荷兰的一家公司所提供的期刊选择检索平台，也是目前所有的搜索工具中限定条件丰富、匹配较高、命中较

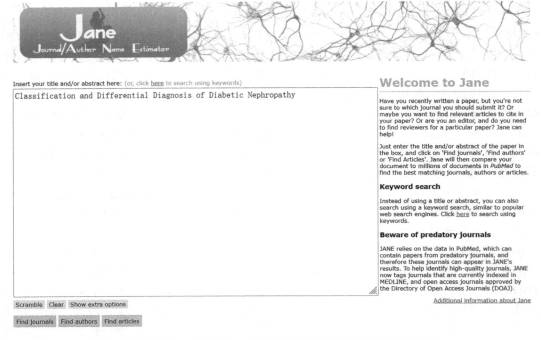

图 11-15   Jane 系统期刊检索界面

为精准的工具。搜索平台主要基于 Medline 数据库，所以期刊覆盖范围很广。

需要指出的是，该期刊匹配准确度较其他选刊工具更具优势，即可以根据论文信息，更为准确地找到匹配期刊。

搜索框中输入我们研究的题目或者摘要，点击"Find journals"，可看到匹配的期刊如下（图 11-16）。

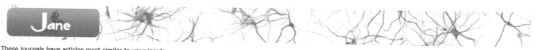

These journals have articles most similar to your input:
"Classification and Differential Diagnosis of Diabetic Nephropathy "

Confidence	Journal	Article Influence ❓	Articles
	Journal of diabetes research High-quality open access Medline-indexed PMC	0.7	Show articles
	Journal of diabetes investigation High-quality open access Medline-indexed PMC	0.6	Show articles
	Clinical and experimental nephrology Medline-indexed	0.5	Show articles
	Vnitrni lekarstvi Medline-indexed		Show articles
	World journal of diabetes PMC		Show articles
	Acta clinica Croatica High-quality open access Medline-indexed PMC	0.1	Show articles
	Journal of nephrology Medline-indexed	0.4	Show articles
	American journal of nephrology Medline-indexed	0.9	Show articles
	American journal of translational research PMC	0.9	Show articles
	Journal of clinical medicine High-quality open access PMC		Show articles
	Revista da Associacao Medica Brasileira (1992) High-quality open access Medline-indexed	0.3	Show articles
	Hormones (Athens, Greece)	0.5	Show articles
	The Journal of the Association of Physicians of India Medline-indexed		Show articles
	Journal of family medicine and primary care High-quality open access PMC		Show articles
	Clinical kidney journal High-quality open access PMC		Show articles
	Pathology, research and practice Medline-indexed	0.3	Show articles
	Diabetes research and clinical practice Medline-indexed	1.0	Show articles
	Journal of the College of Physicians and Surgeons--Pakistan : JCPSP Medline-indexed	0.1	Show articles
	Zhong Nan Da Xue Xue Bao Yi Xue Ban Medline-indexed		Show articles
	Seminars in nephrology Medline-indexed	1.5	Show articles
	The review of diabetic studies : RDS Medline-indexed PMC		Show articles
	Molecular and cellular endocrinology Medline-indexed	1.3	Show articles

图 11-16 Jane 系统期刊筛选结果列表

可看到，其搜索匹配结果相对比较单一，只有期刊列表和其影响因子，因此，在选到心仪期刊后还需要进一步查找期刊发表周期、是否 OA 等详细信息。同时在搜索出来的期刊结果中同样可以点击"Articles"阅读关联性较强的文章，这个功能跟 JournalGuide 还是比较类似的。

（六）理文编辑（Edanz）

Journal Selector 是理文编辑出品的工具，覆盖 28 653 种期刊和 12 010 643 篇摘要，与 JournalGuide 类似，同样有摘要/关键词、期刊名、出版商、研究领域 4 类搜索方式（图 11-17），但是该选刊工具不能用文章题目进行搜索。

输入研究摘要或者关键词，点击"SEARCH"，可以看到匹配的期刊列表（图 11-18）。其结果中包含的内容也非常丰富，可以选择期刊的发表周期，是否 SCI 期刊，每个 SCI 期刊的影响因子从低到高依次排列。右侧同样具有过滤版块，可以通过设定影响力、是否 SCI-E、是否 OA 等进行筛选。

点击心仪期刊，如在此我们选择"Kidney International"，可以看到期刊的办刊宗旨、ISSN 号、从刊出到开放获取的时间（embargo time）、SJR、SNIP、是否 SCI 等信息（图 11-19、图 11-20）。

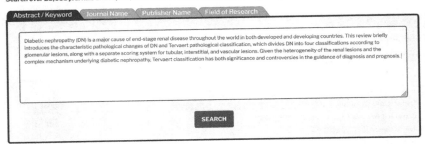

图 11-17　理文编辑期刊检索界面

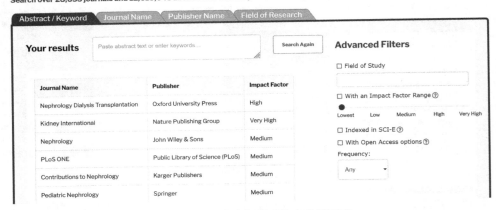

图 11-18　理文编辑期刊检索结果列表

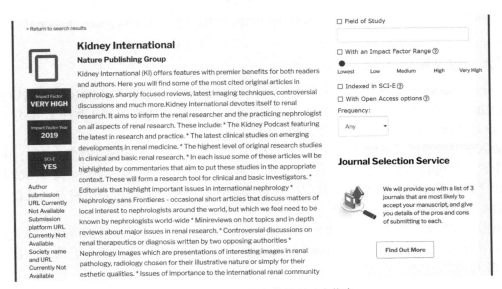

图 11-19　理文编辑检索的期刊对应信息 1

No Open Access Options available
Frequency: Monthly
ISSN: 0085-2538
EISSN: 1523-1755

Article processing charges(APC)	N/A
Embargo time	12
SJR	3.522
SNIP	2.16
IPP	6.5
CC licenses	
h-index	198
SCI-E	Yes
SSCI	No
A&HCI	No

图 11-20 理文编辑检索的期刊对应信息 2

SJR 是 SCImago Journal Rankings 的缩写，是西班牙的一个研究小组基于 Scopus 数据库提出的一个指标。它利用 Google 的 PageRank 算法来测量期刊的声望，并且考虑了期刊的选题和声望对其引文价值的影响。它的作用是测量基于 Scopus 数据库的期刊声望。即 SJR 是一个既考虑了期刊被引数量，又考虑了期刊被引质量的指标。

SJR 特点：

（1）不仅考虑引文的绝对数量，也考虑引文的质量，如在总被引频次相等的情况下，被 *Nature* 或 *Science* 大量引用和单纯只被一些低水平期刊引用，所造成的论文影响力实际上是不能等同的。

（2）有更为先进的理念：一种期刊被高声望期刊引用越多，此期刊的声望也越高。

（3）对期刊的评估更为全面，尤其是非英语期刊。

（4）计算方式复杂，检验起来较困难。

此外，还可以看到本期刊上所发表过的与所提交的论文相似的文章（Similar articles from this journal），阅读这些文章也可以为我们撰写论文提供一些思路（图 11-21）。

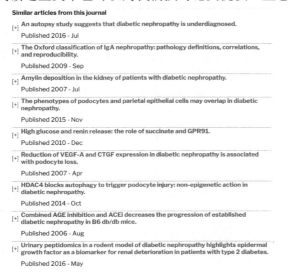

图 11-21 发表在检索期刊上的类似文章列表

（七）梅斯医学（MedSci）

MedSci 医学是一个为专业科研与临床研究服务的学术平台，包含了大量的期刊信息，如期刊介绍、历年影响因子、分区、命中率以及审稿周期等，此外还给每个期刊增加了网友讨论功能，使网友能够上传他们的投稿经验以供其他用户或者读者参考，是目前医学及生物工作者投稿的重要参考工具。

登录梅斯医学网站，点击首页"期刊查询"，即可进入 MedSci 期刊智能查询系统（图 11-22）。直接在搜索框中输入关键词，该选刊工具支持模糊搜索，无须输入文章题目、摘要等内容，相对简单。对应期刊右下角可看到关于该期刊"投稿信息、技巧分享""近期文献""PubMed 全文检索""期刊介绍"。

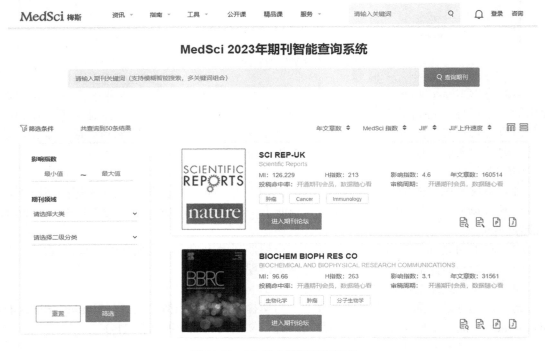

图 11-22　MedSci 期刊查询界面

这里着重介绍一下与我们选刊密切相关的"投稿信息、技巧分享"和"期刊介绍"部分。

投稿信息、技巧分享（图 11-23）主要包含期刊审稿速度、投稿命中率、版面费用、自引率、年文章数、偏重的研究方向、期刊简介及稿件收录要求等，作为作者，我们也可以在注册之后，在上面分享自己的投稿经验，或对既往投稿经验进行补充。审稿速度或是审稿周期、投稿命中率、版面费用等不言而喻，均可以为我们选刊提供直接的参考。

自引率是评价期刊质量的又一指标，我们都知道影响因子的计算方法，所以不难理解增加自引（Self-citation）的最终目的是借此提高期刊的影响因子。一般来说，自引率高于 30%就属于偏高了。很显然，如果期刊的自引率过高显然是不正常的，通常是人为因素所致，如果期刊的自引率一直居高不下，则有被剔除 SCI 期刊名单的潜在风险。所以在投稿前我们可先简单了解一下期刊的自引率，适当规避自引率过高的期刊。

期刊介绍主要包括期刊的引用评分（Cite Score 值）、出版机构、所属国家、出版周期、是否 OA、期刊分区等信息（图 11-24）。

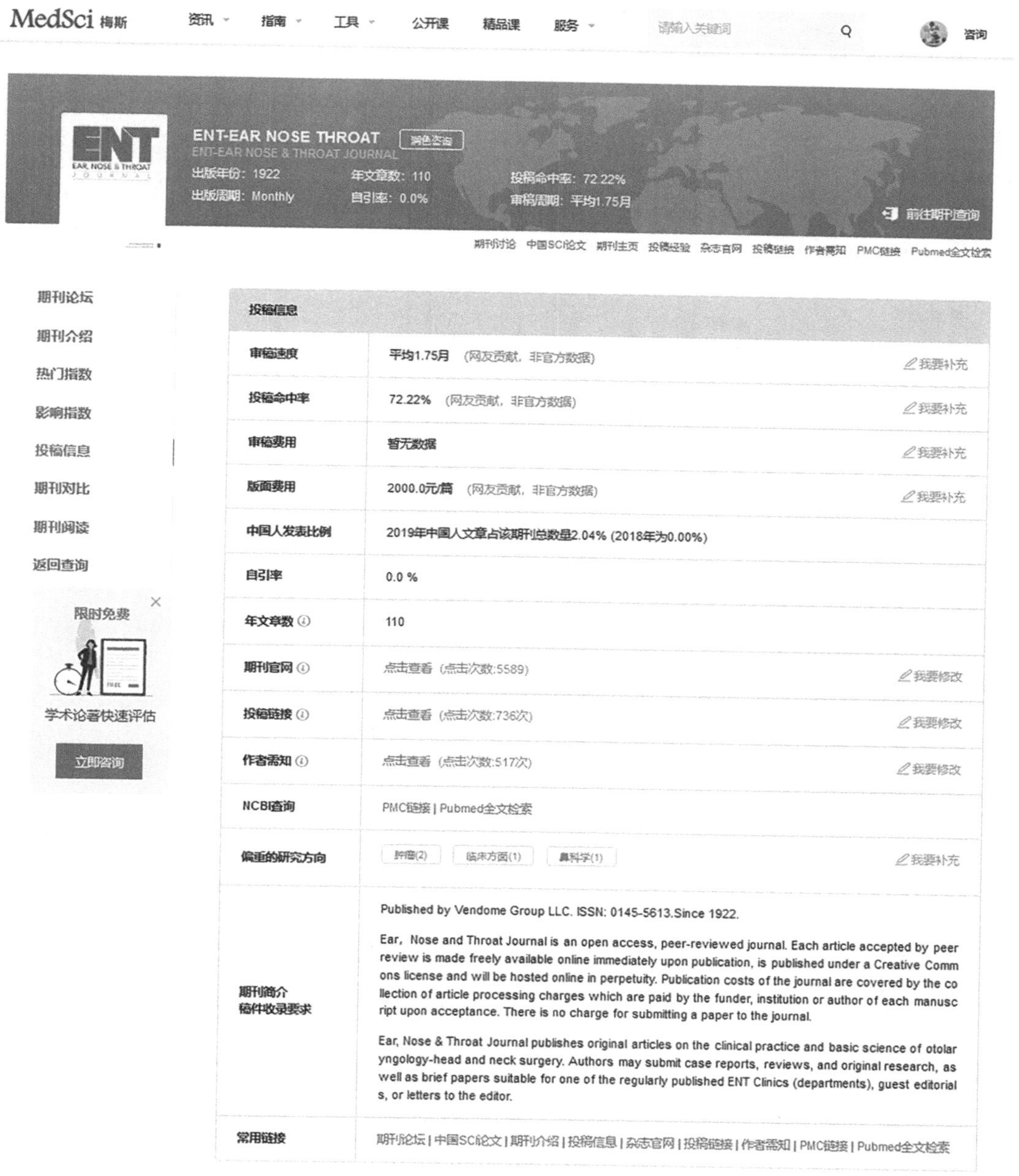

图 11-23　MedSci 检索的期刊对应信息

引用评分由 Elsevier 于 2016 年提出，定义为某期刊 3 年的篇均引用次数，即前 3 年发表的论文在统计当年的被引用总次数除以该期刊在前 3 年内发表的论文总篇数。计算方式类似影响因子，只不过影响因子统计年限为 2 年。引用评分的计算公式中分子、分母均包括所有文章类型，而 IF 的计算公式中分子包括所有论文，但是分母不计算通信、评论、新闻等小论文。因此，计算后不难发现，多数期刊的引用评分数值相较影响因子会有所下降，两者的主要区别见表 11-1。

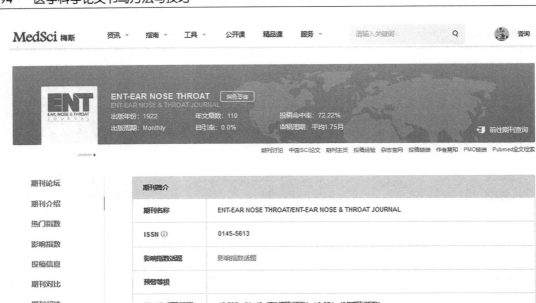

图 11-24　MedSci 检索的期刊对应信息

表 11-1　引用评分与影响因子的区别

项目	引用评分	影响因子
出版商	爱思唯尔（Elsevier）	科睿唯安（Clarivate Analytics）
计算方式	近 3 年，全面	近 2 年，单一
数据库	Scopus	Web of science
优劣	升级版，低	经典版，高

　　目前，各大高校、科研机构对于影响因子的认可度依旧很高，影响因子也依旧是评价科研水平的重要参考指标，因此在选刊考虑期刊影响力时，引用评分和影响因子可以结合来看，

综合对比选择适合自己论文的期刊。

期刊出版周期有助于我们了解论文的审稿周期与发表速度，相对于年刊，月刊（Monthly）的审稿周期相对短一些，因为每个月都要刊文，所以论文接收的数量也较多，发表速度也较快。Medsci 包含的期刊分区对于了解期刊的水平很必要，很多高校、机构在考核时常将期刊分区作为考核的重要指标之一，相对于 3 区、4 区的期刊，1 区和 2 区期刊的影响力、价值无疑都更大一些。

二、参考文献法

参考文献法，顾名思义，即通过我们的论文或与我们论文研究较为类似的论文中引用的参考文献找到合适的期刊，因为能够被我们的论文引用，一定程度上是与我们的研究密切相关的期刊，所以很可能也适合我们的论文发表。但保险起见，投稿之前还是需要使用上述相关选刊软件了解一下期刊的基本信息，同时结合自己论文的水平与期刊类别，综合评估是否适合我们的研究发表。

三、经验借鉴法

除了软件分析、参考引用的文献，与导师及实验室的师兄师姐的经验沟通同样也可以为我们的投稿方向提供宝贵的经验。俗话说，世上本无路，只因为走的人多了便有了路，投稿这条路也是这样，前人的经验可以帮助我们少走很多弯路，同时也会为我们的选刊及投稿提供非常宝贵的建议与指示。

第三节　选刊的要点

清末曾国藩曾有十六字对联——大处着眼，小处着手；群居守口，独居守心。其实上联用于科学研究同样适用，大处着眼，在阅读文献、设计课题时不要纠结于某一处细枝末节，需要从当前研究大局通盘考虑，找到研究的未知点和亟待解决的问题；小处着手，找到问题所在，便需要想办法解决问题，在验证问题的过程中应细之又细，CNS 等知名期刊之所以知名，很大一部分原因在于其科学的严谨性，一个问题会通过多种方法求证，因为只有立得住的结论才会对今后的研究工作提供科学参考，就像房屋建筑，越高的楼，越需要坚实的地基支撑。

笔者此前外出学习，授课老师曾总结了投稿的要点，我们姑且称之为投稿的十六字真言：量力而行，门当户对，剑走偏锋，适可而止。下面结合笔者自己的理解来详细解说一下其内在含义。

一、量力而行

投稿时，有的小伙伴可能因为自卑或者过分的谦虚谨慎，往往低估了自己的论文水平，不敢投很高分的期刊，导致明珠暗投；而有的则是对自己论文的水平缺乏清醒的认知，非要投 CNS 类期刊，反复被拒稿、反复投，缺乏理智的后果只有白费功夫，也得不到任何有价值的审稿意见，往往得不偿失，事倍功半。所以在投稿前，我们需要再次查阅目前相关领域的类似研究都定位在什么水平，为防止当局者迷，我们也可以通过与导师、科研队友、该领域的"小牛"们沟通交流，获得一个综合客观的评价，最终对文章质量有一个相对准确的把握，从而顺利找到与论文匹配的期刊。

二、门当户对

乍一听门当户对，我们首先想到的是择偶标准，笔者认为投稿的过程其实就是给自己的论文找一个合适"亲家"的过程，相亲家的过程很多人应该都有体会，所以投稿选择门当户对的期刊前提肯定是要清楚期刊感兴趣的点或接收的论文类型，这就需要我们仔细阅读相关杂志的投稿须知，关于阅读投稿须知的细节，我们后面会讲到，此处不做赘述。简单来讲，就是知己知彼，通过查阅论文和阅读投稿须知等方法了解期刊感兴趣的论文类型和主要涉及的研究领域，以及期刊所接收文章的整体水平，我们只需对号看看自己的研究是否与之相符，如果都符合，那就投稿试试，如果有 1 条不符合，则被拒稿的可能性非常大，建议换刊。例如，有的期刊不发表综述或者不接收阴性结果的文章，如果我们写了综述，或者我们的研究恰好是阴性结果，就不要投到这类期刊了，结果必然是被拒稿。

这里提到阴性结果，有人会问，阴性结果也可发文章吗？答案是肯定的，并不是所有的科学研究都会得出理想的结果，很多时候事与愿违，但是即使没有得出预期的结果，在确保验证方法与流程没有错误的情况下，确凿的阴性结果也可以从另一方面说明问题，即这个结论不成立，即告诉业内人士这个思路行不通，避免了后面的人重蹈覆辙，这也是很有价值的。

三、剑 走 偏 锋

投稿过程中"剑走偏锋"引申为不走常规路，即找一些新的、不同以往的思路来选择期刊，以求出奇制胜。我们在投稿之初肯定会想找一些方向对口的本专业期刊，但专业人士对我们研究的内容会比较挑剔，所以在论文专业方面的考量有着更为严格的要求，这时我们不妨考虑一些与我们研究相对相关的期刊，比如我们研究糖尿病肾病，我们的选刊范围不一定非要局限于糖尿病、肾病领域，微血管方向也是可以的。记得一位教授曾分享了一个他亲身经历的"剑走偏锋"后论文被接收的例子，他的研究生投稿的论文被 IF 0.8 的一个期刊拒稿了，后来却被 IF 3 的糖尿病及并发症期刊接收了，这个例子告诉我们，被影响因子低的期刊拒了，完全有可能被影响因子高的期刊再接收。因为有时，不是我们的论文不好，只是选择的期刊匹配度不够，没有遇到伯乐，可见找到对的期刊很重要。门当户对固然重要，但有时双方彼此欣赏也会有好的结局，在这个过程中需要我们有足够的信心、耐心。

四、适 可 而 止

适可而止即短期内不要连续投到同一期刊，主要目的是防止投稿扎堆。师兄师姐或者科研伙伴将投中的期刊推荐给我们，我们觉得容易也开始投稿，但需要注意的是，前人研究被接收，不代表我们的研究也适合，还是需要我们去考察衡量一下是否真的适合我们的研究。此外，即使适合，同一个课题组的研究投稿同一个期刊最好能间隔一段时间（大概 3～4 个月），这样做的原因，一是防止同一课题组频繁投稿的"灌水"行为导致期刊影响因子下降过快；二是让编辑感觉效率过高并不是一件好事，科学研究本就是严谨的过程，而不是工厂流水线的产品，有时编辑可能会因为课题组投稿太频繁而怀疑数据的真实性，所以在投稿过程中还是应尽量避免"灌水"行为，从根本上完善我们的思路，把握论文的质量才是投稿顺利进行的基础。

第十二章　投稿前的准备

第一节　投稿清单的准备

为了节约投稿时间，顺利投稿，建议在投稿前整理一份投稿清单，即投稿中需要用到的材料，投稿清单准备之后，后期便可一直延续使用，从而防止投稿过程中遗漏信息，提高系统投稿的效率。关于投稿清单中包括的内容，我们在这部分详细介绍一下，主要包括以下几部分：

- Cover letter（投稿信）
- Highlights（研究主要的创新点，一般 2～3 条）
- Title page（扉页：题目、作者信息、摘要、关键词）
- Manuscripts（正文，一般不含图表）
- Figures（Figure1、Figure2, etc. TIFF/JPG 格式，单独上传）
- Tables（Table1, Table2, etc. 每个表单独一个 word 文档）
- Suggested reviewers（推荐 3～6 个审稿人）
- Supplemental materials（补充材料，图表等）
- Declaration of contributions to article（作者各自贡献）

一、投稿信（Cover letter）

（一）投稿信定义

投稿信是论文投递时与论文一起发送给编辑的附信，其目的是让编辑在阅读论文之前，简单了解论文的基本情况。

可以说，投稿信是编辑对论文的第一印象，也是初步评判论文是否可以被期刊接收的重要依据（如果看完投稿信后一点兴趣也没有，就没有下文了），因此投稿信的撰写是非常重要的。如何用简明扼要的语言抓住编辑的心是投稿信撰写时最关键的一点！

（二）投稿信包含的内容

1. 期刊编辑的姓名，不知道编辑是谁的情况下可直接用"Dear editor"。

2. 投稿论文的标题及拟投稿期刊的名称。

3. 投稿论文的类型：letter, communications, article, review 还是 comments。

4. 论文简介，包括：①研究背景；②论文的重要发现；③论文可以发表在期刊上的原因：引发读者兴趣的地方，与期刊的契合之处等。

5. 其他

（1）稿件出版道德规范的免责说明：这个部分很多期刊在网站投稿时会进行确认，投稿信里面可以不出现。

（2）对稿件特殊处理要求，一般指屏蔽某些竞争者或者不友好的人成为审稿人。

（3）作者信息：一般为通讯作者姓名、所属机构、通讯地址、联系电话、邮箱等。

（4）推荐审稿人名单（注：目前很多期刊已经将这一部分挪到了投稿网站系统上，投稿信中可以不再列出）。

（三）投稿信示例（图 12-1）

```
Dear Editor（name）:
On behalf of my co-authors, I would like to submit our          说明拟投论文
manuscript entitled "XXX" which we wish to be considered        题目、期刊名
for publication in "Journal name".

Due to the well established role of …( the background of your    简要说明文章
study). In this manuscript, we describe identification of …      背景、重要发现
(describe the significance of your study).

I certify that all the authors have read and approved the        承诺无利益冲突，
submission of this manuscript and have on conflict of interest.      无一稿多投
The authors claim that none of the material in the manuscript
has been published or is under consideration for publication
elsewhere. Thanks for your consideration.

Best Regards,                                                    落款(通讯作者)
XXX (name)
```

图 12-1　投稿信示例

二、研究主要的创新点（Highlights）

（一）何为 Highlights？

如果向 Elsevier 旗下学术期刊投稿，投稿须知中一般都会要求作者提供论文 Highlights。这一部分虽简短，但却是作者提炼出来的论文精髓，主要表述论文的主要成果、创新点或结论，目的主要是为了方便读者/审稿专家快速了解文章的内容，对于提高论文的引用也有重要的意义。

（二）具体要求

1. 重点阐述研究的主要发现及创新点，使读者通过阅读 Highlights 即可大致了解论文主旨和亮点。

2. 一般需列 3～5 条，要求简明扼要，每条用一句话概括且最好≤85 个字（含空格）。

3. 一般是以单独文档上传，命名为 Highlights，在上传投稿系统时，选择上传文件类别时也选"Highlights"。

（三）示例

见图 12-2。

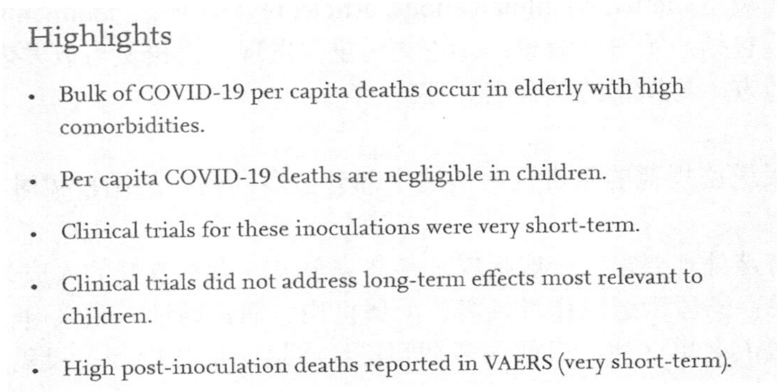

Highlights

- Bulk of COVID-19 per capita deaths occur in elderly with high comorbidities.

- Per capita COVID-19 deaths are negligible in children.

- Clinical trials for these inoculations were very short-term.

- Clinical trials did not address long-term effects most relevant to children.

- High post-inoculation deaths reported in VAERS (very short-term).

图 12-2　Highlights 示例

三、扉页/标题页（Title page）

扉页/标题页主要包括以下内容：
- Title（论文题目）
- Authors（全部作者）
- Address（通讯作者地址）
- Correspondence［共同通讯作者（如有需列出）］
- Co-first authors［共同第一作者（如有需列出）］
- Running head（眉题/短标题）
- Keywords（关键词）

（一）论文标题/题目（Title）

1. 如何撰写　先根据自己研究的内容拟定一个标题草稿，要确切不失新颖，重点突出，突出原创，后期可以查阅拟投稿期刊上既往发表的类似论文，模拟其格式来修改论文的标题。在此，应注意专业词汇、关键词的规范化，以便后期论文检索；此外，应仔细阅读期刊的"作者投稿须知"，不要超出标题字数限制。切忌抄袭他人论文的标题。

2. 撰写标题注意事项

（1）避免冗长：即使期刊对标题没有字数限制，也要控制长度。一般 SCI 论文标题的长度控制在 10～16 个英文单词比较合适，尽量不要超过这个限制。

（2）避免使用俚语、非标准的专有名词和缩略词以及对研究结果自我评价的词汇（例如"novel""unique"等）。但是某些常见的缩略语和符号（如 RNA、DNA、ATP）可以使用，具体参阅期刊的投稿须知。

（3）避免无意义的非特定词语，例如"A study of""The effects of""Studies on"，对标题无益处，反而显得空洞、笼统，读者仅从标题无法明确你做的是什么研究、要进行哪些探讨、药物有哪些作用等。如果必须用类似词语，应在这些词的前面加上限定词，从而表达出确切的意义。

总之，标题拟定的原则是：读题便知文意；用词专业规范；简洁凝练；语法正确。

（二）论文所有作者列表（Authors）

作者列表一般包括第一作者（或共同第一，须用 # 标注，一般以第一位共同第一作者为主）、其他作者（若干）、通讯作者（一般置于列表最后，共同通讯作者须用 * 标注，一般默认放于最后的通讯作者是主要通讯作者）。

姓名的拼写：英文期刊在发表 SCI 论文时作者的姓名一般用全称，这与参考文献中作者姓名的写法不同。中英文作者的拼写根本不同之处在于中文一般姓在前、名在后，而英文则是名在前、姓在后。有些英文期刊在发表 SCI 论文时亦采用缩写，应注意的是姓名是缩写名而不缩写姓，缩写名的书写形式都是姓在前、名在后，并省略所有缩写点。上面是让大家简单了解一下，其实在我们投稿时，系统里填写作者列表均是姓名的全拼形式，如 San Zhang（张三），Si Li（李四）等。

（三）眉题/短标题（Running head）

亦可称为 Running title/Short title/Concise title，眉题/短标题可以理解为论文标题（即论文题目）的简洁版本。有些期刊会要求投稿者提供论文眉题/短标题，眉题一般放在论文的每一页（有时首页除外），提醒读者或编辑这篇论文的内容或主旨。在匿名同行评审的过程中，这个眉题也代替了作者名字，并且使论文的每一页不被遗漏。因此，眉题必须简短、明晰、扼要。好的眉题会给读者留下深刻印象。一般有如下要求：

- 字数控制在 50～60 个字符（含空格）
- 建议用简称代替全称（无论期刊是否要求主题名中不能用简称）
- 建议删除部分冠词（the，a，an）及修饰性词汇
- 如果主题词很短，可以直接用主题词名作为眉题

如下示例方框内即眉题（图 12-3）。

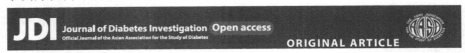

图 12-3　眉题示例

四、正文（Manuscripts）

正文是投稿清单的重中之重，说它是投稿的灵魂亦不为过。正文主要包括摘要（Abstract）、前言（Introduction）、材料与方法（Material and Methods）、结果（Results）、讨论（Discussion）和结论（Conclusion）、参考文献，一般不包含图表。关于每一部分的写作要点，我们在前面论文写作要点模块进行了详细描述，此处仅就正文的格式规范及参考文献管理给予说明。

（一）正文格式

1. 标题　SCI 论文的标题分为正文题目，一、二、三级标题等。不同等级的标题字体、字号以及行距（包括段前和段后距）均不相同。建议详细查阅期刊投稿须知的格式要求进行排版。

2. 页边距、字体、字号和行距　页边距一般采用上、下、左、右各 3cm；字体、字号和行距是最基本的格式，论文不同部分对其要求是不同的。一般 SCI 论文正文使用 Times New Roman 字体，字体大小 10pt（等同小四号）；行距一般是双倍行距，也有少数可为单倍行距（图 12-4）。

3. 段落格式　段落的格式包括首行缩进，字体、字号和行距（包括段前和段后距），一般要求左对齐，2 倍行距（图 12-5）。有些期刊每个部分的第一段的首行缩进与其他段落不同，需要注意。

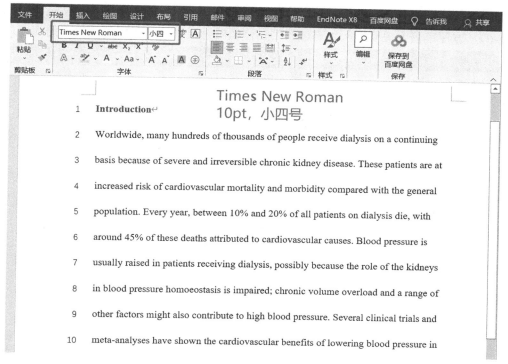

图 12-4　正文字体、字号范例

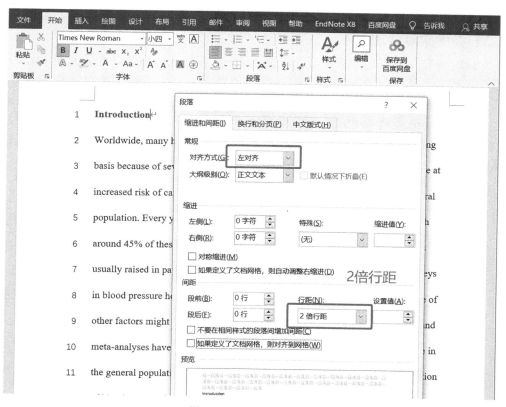

图 12-5　正文行距格式

4. 行号 论文全部定稿后，我们需要给正文添加行号和页码，一般是添加连续编号（图 12-6），方便审稿人提问题，也方便我们在修稿时针对性地逐条回答审稿人的问题。

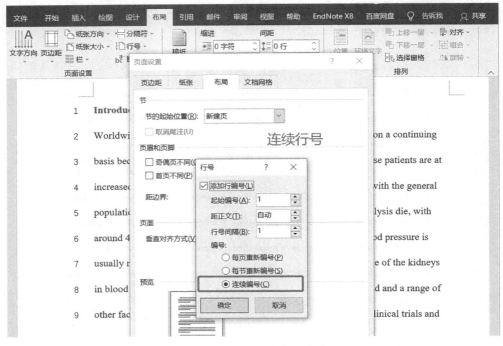

图 12-6　正文行号连续编号

（二）参考文献管理

在文献管理和文献引用管理领域，EndNote 一直占据优势地位。能成为业内公认编辑工具，必有其过人之处。归结来讲，EndNote 有三大功能：①写论文时协助管理参考文献（很强大）；②个人文献管理；③文献检索。我们在此主要介绍其在写论文时管理参考文献的功能。

1. 安装与 Word 或者 WPS 匹配的 EndNote（图 12-7）。目前 EndNote 版本已经更新至 EndNote X9，根据 Word 版本选择合适的 EndNote，与 Word 匹配之后，EndNote 出现在 Word 或者 WPS 菜单栏中，便可与 Word 或者 WPS 软件建立关联，进行文献管理。

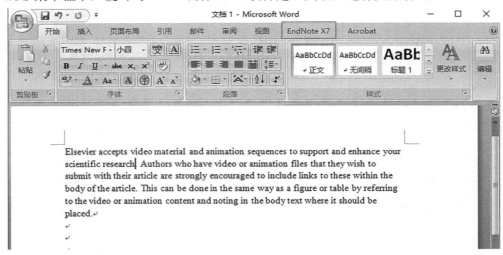

图 12-7　EndNote X7 与 Word 软件匹配

2. 点击 Word 菜单栏中 EndNote X7（图 12-7），进入操作界面，点击"Go to EndNote"（图 12-8），即可打开 EndNote 软件，然后进入文献管理界面。

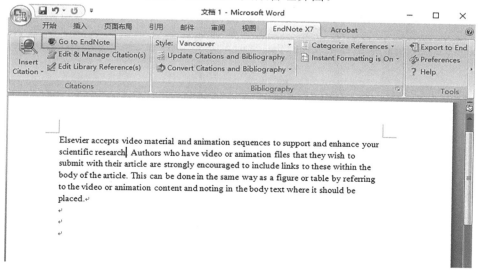

图 12-8　从 Word 进入 EndNote

3. EndNote 软件界面（图 12-9），左边 Online Search 中一般选择 PubMed（NLM），即从 Medline 数据库中查找需要插入的文献。右边 Options 中，可以设定根据作者姓名、年份、题目、PMID 号等查找所需插入的文献。

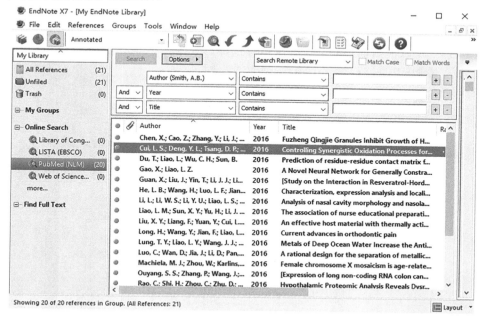

图 12-9　EndNote X7 检索文献界面

4. 找到需要插入的文献后，选中它，然后在 Word 中将光标放置在需要插入文献的位置，点击 EndNote 软件工具栏中"Insert Citation"图标，需要插入的文献标号即插入到想要插入的位置，且在正文后面自动排序（图 12-10）。这为我们管理论文参考文献提供了很大的便利，我们都知道，投稿到接收的过程一般比较长，其间可能有与我们研究相关的科研论文更新，而我们为了论文能与时俱进，保持创新性，也需要适时更新论文内容同时根据更新进行对应文献替换，EndNote 文献管理中更改、删除、替换文献后论文中及对应文献列表中文献进行自动排序的功能极大节约了我们的时间，也防止了手动替换过程中的很多错误。

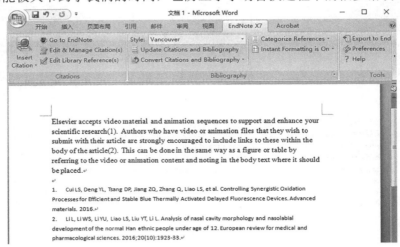

图 12-10 从 EndNote 插入文献至 Word

5. 参考文献格式修改 不同的期刊对于参考文献的格式有不同的要求，但也有很多期刊，在论文接收之前，对参考文献格式没有明确的要求，而是在论文接收后，定稿时要求作者按照期刊要求修改格式，个人认为这是一种正确的趋势，因为虽然 EndNote 修改文献格式很方便，但是每次投稿前都要根据不同的期刊要求修改参考文献格式，也是很麻烦的。

在 Word 菜单栏中 EndNote 的操作界面，"Style"下拉菜单中可以看到参考文献的各种格式（图 12-11）。可以根据期刊的具体要求进行选择。

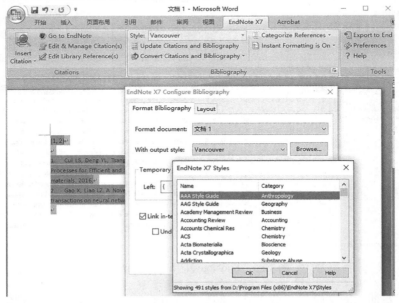

图 12-11 EndNote 参考文献格式选择

这里投过稿的人可能会问，如果期刊要求的参考文献格式在列表里没有找到怎么办？笔者本人也遇到过同样的问题，以笔者的经验，有这种要求的期刊一般会在投稿须知中给出其参考文献对应的 EndNote 格式的文件，即后缀为 ".ens" 的文件，我们只需将其下载，把它放入我们下载的 EndNote 安装后的 "Styles" 文件夹中即可（图 12-12），然后再打开图 12-11 的界面，就可以在里面找到该期刊要求的对应的参考文献格式了，选中之后，点击 "OK" 便可以完成全文替换。

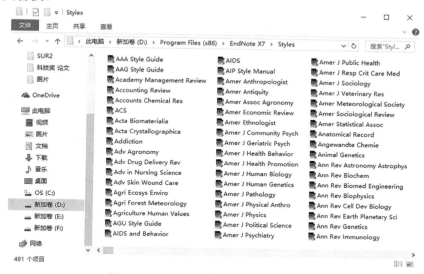

图 12-12　EndNote 参考文献格式文件夹

五、图表（Figures and Tables）

相对于单纯文字而言，文章中的图表对于直观阐明研究结果具有重要意义，清晰、规范地制作并展示图表是每一个科研工作者的必备技能，高质量的图表也会为我们的论文增色不少，下面我们就图表制作的要求与建议与大家分享如下。

（一）图片

1. 较高清晰度　图片格式一般为 TIFF、JEPG，分辨率最低 300dpi，但写过论文的人应该都知道，文中的图片很少是以单张图片的形式呈现，受版面、篇幅限制，一般是多个相关结果组合在一起的组合图，这时就需要我们保证图片放大后仍可以看清，建议分辨率最低设置为 600dpi，尤其是照片图则需要更高的分辨率，以达到理想的清晰度，便于编辑、审稿人、读者更好地理解文章内容。

2. 标尺　文章中的图片如果是显微镜下拍摄的，为了便于与现实中对比，让读者对于图中标注的内容有清晰的认知，建议显微照片放大倍数应使用图示法（标尺刻度）表示，类似于我们平常在地图册上看到的比例尺，目的就是告诉读者，图中的细胞或者阳性染色大概的比例，借以了解对应实物时，图中结构的大小。

3. 图注（figure legends）　即图片的注释，目的也是让读者能够读懂图片，更好地理解我们的研究结果，所以需要做到详细、明确，使读者可以对照图注看懂图片，但这里需注意的是，不要在图注部分写 "小作文"，只需完成对应图片的注释提要即可，大家可以在阅读高质量文献时参考其图注的描述。

4. 保持图片真实，勿随意伸缩图片　科研诚信是每一个科研人员都必须遵守的原则，在作图时，一定实事求是，不要利用修图软件随意篡改实验结果图片；此外在组合图片时，保持图片原有面貌和固定比例，不要随意伸缩图片，以免影响图片的真实性和准确性。因为投稿时有的期刊会要求我们上传原始图片，即未经任何处理的原图片，所以，保持数据的真实性是必须要做到的。

5. 临床照片 临床个案报道往往需要用到患者照片，需要注意的是，如果使用人像，必须征得研究对象本人的书面同意，不然会涉及到侵犯肖像权的问题。

图片示例见图 12-13。

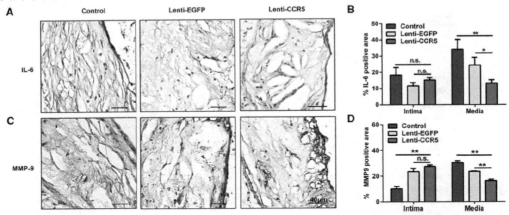

Figure 7 CCR5-overexpressing endothelial progenitor cell treatment decreased interleukin-6 (IL-6) and matrix metalloproteinase 9 (MMP9) expression on the atherosclerotic plaques. (A) Immunostaining of IL-6 on the aortic root plaques at 6 weeks after treatment with phosphate-buffered saline (PBS), Lenti-EGFP, or Lenti-CCR5. (B) Quantitative analysis of the IL-6 expression in (A) (n = 6, *P <0.05, **P <0.01). (C) Immunostaining of MMP9 on the aortic root plaques at 6 weeks after treatment with PBS, Lenti-EGFP, or Lenti-CCR5. (D) Quantitative analysis of the MMP9 expression in (C) (n = 6, *P <0.05, **P <0.01). Bars represent mean ± standard deviation. CCR5, chemokine (C-C motif) receptor 5; EGFP, enhanced green fluorescent protein; n.s., non-significant.

图 12-13　图片举例

（二）表格

表格目的是更条理、更清晰地呈现统计数据，让读者一目了然地知晓论文中各指标有无统计学意义，让杂乱无章的原始数字条理化，且能反映出研究的意义与规律。

表格的基本结构：序号、标题；项目栏；表体和脚注等部分，表体一般为三线表（顶线、栏目线、底线），一般没有竖线，这在我们浏览其他人的论文时应该已经有所了解。

需要指出的是，表格一般以可编辑形式附在与文中内容相关的段间/论文最后单独一页/单独一个 Word 文档上传，不要以图片形式上传。

表格示例见图 12-14。

序号、标题

Table 1. Characteristics of the association studies between CCR5-delta32 and the risk of atherosclerotic disease

Author and year 项目栏	Ethnicity	Subjects, n cases/controls	Mean age, y cases/controls	Source of controls	Disease	% male	HWE X² P
Amani kallel etal. (2012) [9]	African	290/282	53 ± 8/52 ± 9	PB	MI	100/100	14.41
K. Nikolaos etal. (2009) [13]	Caucasian	478/803	68 ± 9/58 ± 6	HB	IS	69.6/56	0.025
Giorgio Ghilardi etal. (2008) [16]	Caucasian	112/282	68 ± 2/65 ± 7	HB	IS	66.9/65.2	1.476
Neha Singh etal. (2012) [19]	Asian	230/300	49.9/44.9	PB	MI	85.0/85.2	0.021
S. Sharda etal. (2008) [20]	Asian	197/199	47.3/44.5	PB	CAD	84.2/81.4	0.011
Stavros Apostolakis etal. (2007) [18]	Caucasian	210/165	63.7/63.2	HB	CAD	77.6/76.4	0.196
Jennifer K. Pai etal. (2006) [17]	Caucasian	232/459	60.6/60.3	HB	CAD	0/0	0.095
J. Petrkova etal. (2005) [14]	Caucasian	80/247	< 55/NA	PB	MI	100/100	0.111
Eleonora Simeoni etal. (2004) [15]	Caucasian	2681/528	63.8/56.9	HB	CAD	73.9/51.3	0.105
Csaba Szalai etal. (2001) [11]	Caucasian	318/320	57.6/58.9	HB	CAD	76.1/75.0	0.118
González P etal. (2001) [12]	Caucasian	214/360	(45/65)/42	HB	MI	0.68/0.63	0.079
Zeynep Ermis Karaali etal. (2010) [21]	Asian	146/202	56.38/54.2	PB	MI	60.4/59.4	0.081
Balistreri CR etal. (2008) [10]	Caucasian	133/136	< 45/< 45	NA/NA	MI	NA/NA	0.073

表体

Abbreviations: PB, population-based; HB, hospital-based; NA = not available; Data are mean ± SD; CAD, coronary artery disease; IS, ischemic stroke; MI, myocardial infarction. 脚注

图 12-14　标准三线表格示举例

六、推荐审稿人（Suggested reviewers）

在投稿时，大多数期刊都会要求作者推荐若干审稿人，尤其是 Elsevier 旗下一些期刊，甚至要求作者提供 8 名以上的推荐审稿人，这也不是期刊刻意为难，因为 SCI 期刊审稿一般都是义务审稿，所以很多时候找不到合适的审稿人，这样一来就会导致审稿时间延长，不仅让期刊编辑工作繁重，也让作者等到心慌。但只要期刊可以找到审稿人，一般不会用我们推荐的审稿人，可见让我们推荐也是无奈之举。笔者认为如果有合适的推荐审稿人，对于文章的接收还是有很大助益的，若因某些原因编辑未能找到合适的审稿人而选择了我们推荐的审稿人，则提出的审稿意见相对比较友好。

（一）审稿人来源

一般是期刊编委、国内外同行，或者是导师、同行推荐的审稿人。

（二）一般要求

本专业相关领域的专家；5 年内没有共同论文经历（避嫌）。

（三）如何选择

1. 从事相关领域的国内外同行（发表过多篇相关 SCI 论文）。
2. 参考文献中支持论文观点的作者。
3. 本单位的教授原则上应回避。

（四）需要准备的审稿人信息

一般需要获取审稿人的姓名、职称、单位、电话/传真、E-mail，并附上推荐理由。

通过这些可以知道，找到一个合适的推荐审稿人也非易事，建议大家在合适的时候，适当适量地引用所推荐的审稿人的论文，一方面可以增加论文的依据，同时也可以给审稿人留下一个认真研读相关文献的印象，毕竟以彼之盾来挡其锋芒更为有效，也更有说服力。

七、补充材料（Supplemental materials）

由于版面限制，期刊对于文章中所附图片的数量有限制，一般不超过 7 张，但有时我们的数据单用 7 张图片不足以呈现清楚，这时，多余的图表可通过补充材料的形式上传，这样不会占用多余版面，读者也可以通过论文发表后论文对应的链接下载补充材料进行学习，但有些期刊下载补充材料需要缴费，可视个人需要下载。

第二节　投稿须知的要点解读

在国际期刊投稿，仔细阅读投稿须知是每次投稿前必须进行的工作，也是投稿前的重中之重，因为投稿须知的内容就是告诉我们这个期刊的办刊宗旨、接收论文的类型、论文正文及图表的格式及语言要求，此外，投稿过程中、投稿后及接收后的各种问题也会在投稿须知中予以详细说明，所以，投稿前根据投稿须知修改我们的论文对于稿件顺利被接收并送审是至关重要的环节。

笔者认为如果因为没有按期刊要求准备稿件而被编辑退稿，真的是一件得不偿失的事。我们有时可能比较抵触每次投稿前都阅读投稿须知，主要原因在于它冗长的内容，让我们感到无从着手，其实，找到阅读投稿须知的重点，便可事半功倍了。

在此，笔者以 *Journal of Diabetes and its Complications*（简称 JDC）为例（图 12-15），总结阅读投稿须知的重点，无外乎以下几个方面。

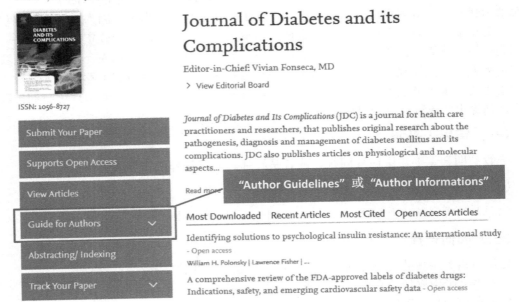

图 12-15　*Journal of Diabetes and its Complications* 投稿须知

一、明确接收的论文范围和类型

期刊的办刊宗旨主要是鼓励相关研究，旨在特定领域指引研究方向，启发临床或基础研究思维，最终目的是在特定领域创造意义造福大众。通过阅读期刊办刊宗旨我们即可获悉期刊接收的论文类型，比如下面"Aims and Scope"（图 12-16）中提到的"patients""while still experimental"等，可知该期刊可以接收临床研究或者基础研究。当然，在投稿须知中肯定会明确指出期刊接收的论文类型，如下面接着提到的"clinical aspects""basic research"均可，

GUIDE FOR AUTHORS

Aims and Scope　办刊宗旨
The primary purpose of *Journal of Diabetes and Its Complications* is to act as a source of information, usable by those caring for patients with diabetes mellitus who are thereby at risk for development of those complications which all too often appear with time. While our primary aim is to assist the practitioner in his/her care of such patients, and to afford access to information that may allow the prevention of such complications, it is the Editors' wish to function as a forum for that information which, while still experimental, may shed light upon current thinking of those active in the fields appropriate to the aims of *Journal of Diabetes and its Complications*.　内容范围

In addition to general articles on clinical aspects of diabetes mellitus, *Journal of Diabetes and its Complications* also presents articles on basic research in all areas of diabetes and its related syndromes. Topics covered relevant to the diabetic patient will include diagnosis, pathogenesis, and clinical management of the following: diabetic retinopathy, neuropathy and nephropathy; peripheral vascular disease and coronary heart disease; gastrointestinal disorders, renal failure and impotence; and hypertension and hyperlipidemia. *Journal of Diabetes and its Complications* will also publish papers on the general pathogenesis and prevention of diabetes.　基本要求

Criteria for initial considerations for papers submitted will be originality, statistical probability of all data, and applicability to the aims of the Journal as a whole. Additional weight will be afforded to those submissions that are concise and comprehensible. All potentially acceptable manuscripts will be subjected to the process of peer-review. To aid with the peer-review process, at least five suggested reviewers whose expertise falls within the scope of the submitted manuscript must be provided. For each suggested reviewer include full names, addresses (physical and email), phone and fax numbers.

图 12-16　JDC 办刊宗旨

涉及领域可以是糖尿病或者相关并发症方面。此外，所有期刊都会要求研究具有原创性、科学性、准确性。另外这里还提到，至少需要 5 个推荐审稿人。有的期刊会就推荐审稿人给出单独条目说明，这里放在了"Aims and Scope"中，如果不仔细看，很容易忽略，但是也不用担心，一般我们在投稿前都需要准备至少 5 个推荐审稿人，以备不时之需。

二、明确论文类型，整理论文格式

论文的类型主要包括社论（Editorials）、学术评论（Commentaries）、原创性研究（Original Research Articles）、简报（Brief reports）、综述（Review）和给编辑的信（Letters to editor）。期刊会就不同的论文类型给出具体的说明及字数要求，需要大家根据自己论文类型对号入座，整理论文正文。

（一）论文主体框架

以我们日常最常见的 Original Research Articles 为例（图 12-17），这里指出字数不超过 5000 字，需要了解的是这里的字数统计是不包括参考文献、摘要和关键词的，但是图片图注是算在字数统计内的，所以不要觉得字数越多越好，论文内容还是需要凝练，能用简洁易懂的语言表述是最好的。此外，这里还就论文需要包含哪些内容给出了具体顺序：从前往后，依次是扉页、结构性摘要、前言、材料与方法、结果、讨论、致谢、参考文献、图表和对应的图注。

Article types 论文类型，对号入座

N.B. For reasons of available space, manuscripts that exceed the required word limits (below) will be declined automatically. All articles other than *Editorials* and *Letters to the Editor* are subject to full peer review.

1. **Editorials** are either written or commissioned by the Editors and should not exceed 1000 words (not including a maximum of 20 references; one small figure can be included).

2. **Commentaries** (1000 words not including a maximum of 20 references and one small figure) offer a stimulating, journalistic and accessible insight into issues of common interest. They are usually commissioned by the Editors but unsolicited articles will be considered. Debates comprise two commentaries of opposing or contrasting opinion written by two different groups of authors. Controversial opinions are welcomed as long as they are set in the context of the generally accepted view.

3. **Original Research Articles** should be a maximum of 5000 words. The word limit includes a combined total of five figures or tables with legends, but does not include up to 50 references and an abstract of up to 200 words structured according to Aims, Methods, Results, Conclusions and Keywords. Divide the manuscript into the following sections: Title Page; Structured Abstract; Introduction; Subjects, Materials and Methods; Results; Discussion; Acknowledgements; References; figures and tables with legends.

4. **Brief Reports** should not exceed 1000 words, including a summary of no more than 50 words (but not including up to 20 references) and may be a preliminary report of work completed, a final report or an observation not requiring a lengthy write-up.

5. **Review articles** should be a maximum of 5000 words, including a summary of no more than 200 words (not including up to 75 references) with subheadings in the text to highlight the content of different sections. The world limit includes a combined total of five figures or tables with legends. Reviews are generally commissioned by the Editors but unsolicited articles will be considered.

6. **Letters to the Editor** should be no more than 400 words.

图 12-17 JDC 接收论文类型及要求

论文的主体核心部分包括前言、材料与方法、结果、讨论与结论这几部分，投稿须知中就这几部分也给出了必要解释与说明，如果不知道如何合理安排各部分的内容，或者想要了解该期刊论文主体部分的写作要求，可以参考投稿须知中相应部分的要求（图 12-18）。

关于每一部分如何构思并写作，在本书第二篇医学科学论文的写作中有详细介绍，这里不再赘述。

Article structure
Subdivision - numbered sections
Divide your article into clearly defined and numbered sections. Subsections should be numbered 1.1 (then 1.1.1, 1.1.2, ...), 1.2, etc. (the abstract is not included in section numbering). Use this numbering also for internal cross-referencing: do not just refer to 'the text'. Any subsection may be given a brief heading. Each heading should appear on its own separate line.

Introduction
State the objectives of the work and provide an adequate background, avoiding a detailed literature survey or a summary of the results.

Material and methods
Provide sufficient detail to allow the work to be reproduced. Methods already published should be indicated by a reference: only relevant modifications should be described.

Results
Results should be clear and concise.

Discussion
This should explore the significance of the results of the work, not repeat them. A combined Results and Discussion section is often appropriate. Avoid extensive citations and discussion of published literature.

Conclusions
The main conclusions of the study may be presented in a short Conclusions section, which may stand alone or form a subsection of a Discussion or Results and Discussion section.

图 12-18　JDC 对论文正文主体结构的要求

（二）论文各部分细节问题及要求

此外，除了论文主体部分的要求，投稿须知同时给出了其他部分，如扉页（Title page）、摘要（Abstract）、关键词（Keywords）、术语缩写（Abbreviations）等细节部分的要求（图 12-19），我们下面一一进行介绍。

Essential title page information
• *Title.* Concise and informative. Titles are often used in information-retrieval systems. Avoid abbreviations and formulae where possible.
• *Author names and affiliations.* Please clearly indicate the given name(s) and family name(s) of each author and check that all names are accurately spelled. Present the authors' affiliation addresses (where the actual work was done) below the names. Indicate all affiliations with a lower-case superscript letter immediately after the author's name and in front of the appropriate address. Provide the full postal address of each affiliation, including the country name and, if available, the e-mail address of each author.
• *Corresponding author.* Clearly indicate who will handle correspondence at all stages of refereeing and publication, also post-publication. **Ensure that the e-mail address is given and that contact details are kept up to date by the corresponding author.**
• *Present/permanent address.* If an author has moved since the work described in the article was done, or was visiting at the time, a 'Present address' (or 'Permanent address') may be indicated as a footnote to that author's name. The address at which the author actually did the work must be retained as the main, affiliation address. Superscript Arabic numerals are used for such footnotes.

Structured abstract 结构式摘要
A structured abstract, by means of appropriate headings, should provide the context or background for the research and should state its purpose, basic procedures (selection of study subjects or laboratory animals, observational and analytical methods), main findings (giving specific effect sizes and their statistical significance, if possible), and principal conclusions. It should emphasize new and important aspects of the study or observations.

Keywords
Immediately after the abstract, provide a maximum of 6 keywords, using American spelling and avoiding general and plural terms and multiple concepts (avoid, for example, 'and', 'of'). Be sparing with abbreviations: only abbreviations firmly established in the field may be eligible. These keywords will be used for indexing purposes.

Abbreviations
Define abbreviations at their first occurrence in the article: in the abstract and also in the main text after it. Ensure consistency of abbreviations throughout the article.

图 12-19　JDC 关于扉页、摘要、关键词及缩写的要求

1. 扉页　扉页需要包含的内容及每部分要求，我们上面已有详细介绍，这里不再赘述，但投稿不同期刊之前，仍然需要了解不同期刊对于扉页内容的要求，根据要求进行修改。以 JDC 投稿须知为例，我们了解到投稿该期刊，扉页需要包含的主要内容：论文题目、作者姓名和单位、通讯作者的信息（注明邮箱及联系方式）、现住址或者常用住址。投稿经历多了，

我们就会发现所有期刊扉页中，论文题目、作者列表及作者单位、通讯作者及联系方式是必须要提供的内容，其余内容如眉题、关键词等信息应根据不同期刊具体要求而定。

2. 摘要　摘要按结构分为结构性摘要和非结构性摘要。如 *Journal of Diabetes and its Complications* 投稿须知中关于摘要给出了明确要求，即需要提供结构性摘要，顾名思义，所谓结构性摘要即非整段呈现，而是带有指引抬头的分步呈现，主要包括背景及目的（background and purpose）、主要实验方法（basic procedures）、主要结果或发现（main findings）与核心结论（principal conclusions）。以下我们分别举例，方便大家理解。

（1）结构性摘要举例见图 12-20。

Abstract

Objective: Increased levels of depressive symptoms, fatigue or pain (all dimensions of reduced health-related quality of life (HRQOL)) are common in people with type 2 diabetes mellitus (DM). Earlier studies have reported associations between low vitamin D status and fatigue and depressive symptoms. The aim of the present study was to examine the effects of vitamin D supplementation on dimensions of HRQOL in people with type 2 DM.

Design: Randomised, double-blind, placebo-controlled trial.

Methods: The effect of monthly cholecalciferol 50,000 IU vs placebo on HRQOL was assessed in 275 adults with type 2 DM derived from general practices. HRQOL at baseline and after six months using the Short Form 36 Health Survey (SF-36) was collected. Linear regression analyses were used to compare the change in HRQOL over time between the vitamin D and placebo group.

Results: 187/275 (68%) completed baseline and follow-up SF-36 and were included in the analysis. Median serum 25-hydroxyvitamin D almost doubled in the intervention group compared to that in the placebo group (58.5–106.0 nmol/L vs 60.0–61.5 nmol/L, respectively). A small significant difference (adjusted B: −8.90; 95% CI: −17.16 to −0.65) between both groups was seen concerning the SF-36 domain role limitations due to physical problems in disadvantage of the vitamin D group.

Conclusions: Six months of vitamin D supplementation did not improve HRQOL in non-vitamin D-deficient people with type 2 DM managed on oral antidiabetic therapy.

图 12-20　结构性摘要举例

上图中结构性摘要分为四部分：目的、设计方法、结果与结论，每部分尽管说法不同，但内容大同小异，可以分别对应上一段中提到的各部分。

（2）非结构性摘要：可以简单地理解为不带指引或抬头的结构性摘要，即将结构性摘要的内容整合成一段连续性文字，虽然不如结构性摘要看起来有条理，但是细读之后发现同样存在分步逻辑。如下面这个摘要（图 12-21）：

The aim of this study is to evaluate the anti-diabetic nephropathy effect of Caffeic acid and to prove our hypothesis for its mechanism of action that it may occur by reactivation of autophagy pathway via suppression of autophagy regulatory miRNAs. In vivo, high-fat diet and streptozotocin-induced (HFD-STZ) diabetic rats were treated with Caffeic acid once per day for 12 weeks before and after development of diabetic nephropathy. Blood and urine biochemical parameters, autophagy transcripts and their epigenetic regulators together with renal tissue morphology were investigated. In diabetic rats, Caffeic acid intake, caused improvement in albumin excretion, blood glucose, reduced renal mesangial matrix extension with increased vacuolation and reappearance of autophagosomes. Meanwhile, it resulted in autophagy genes up-regulation [RB 1-inducible coiled coil protein (RB1CC1), Microtubule-associated proteins 1A/1B light chain 3(MAP1LC3B), Autophagy related gene (ATG-12),] with simultaneous reduction in their epigenetic regulators; miRNA-133b, −342 and 30a, respectively. These above mentioned effects were more significant in the diabetic nephropathy Caffeic treated rats than in the prophylactic group. Based on our results we postulated that caffeic acid modulates autophagy pathway through inhibition of autophagy regulatory miRNAs, that could explain its curative properties against diabetic kidney disease.

图 12-21　非结构性摘要举例

开头即指出本研究的目的（The aim of this study），紧接着简述体内实验如何完成的，之后简要阐述实验的主要发现是什么，结果具有什么独特优势，并指出基于本研究结果可以得出的结论。其实，不难发现，加上结构性标题，稍微变换一下说法，即可更改为结构性摘要。所以，通过上面的举例与对比，我们需要了解期刊对于摘要的要求，并按要求进行更改，并且更改的难度没有想象的困难。但在此过程中我们需要注意的是字数限制，一般摘要要求控制在 200～250 字，所以如何在每部分用简练的语言阐述论文的主体框架与内容要点需要我们不断学习和练习。关于摘要的具体写作模式及要点在本书第二篇第八章中有详细介绍，也推荐大家结合自己的写作习惯，查阅、借鉴课题或者论文的相关参考文献并总结规律。

3. 关键词　除了摘要可以框架性总结全文，关键词亦是论文内容及类型的重要部分。不论是写论文还是申报课题，都需要列出关键词，方便论文或者课题类型划分及检索。关键词的作用就在于通过其可以将我们的论文限定在一个检索范围内，如果论文创新性很高，比如在实验中发现了一个新的因子或者蛋白，这个因子或者蛋白的名字肯定是关键词之一，此时可以单纯通过关键词即可查找到论文，因为这是首次发现，别的论文中是不具备的。关键词一般要求控制在 3～8 个，上面举例的 *Journal of Diabetes and its Complications* 中就要求关键词不超过 6 个，也就是说，我们需要通过这不多于 6 个关键词，把论文主要方向和类型体现出来。需要注意的是，关键词不是随意选取，有些期刊投稿时会有相关选项，个人认为有选项是很方便的，这样起码能保证我们的专业关键词是统一的，归根结底，也是为了规范检索。如果研究中涉及特殊关键词，比如上面提到的"首次发现"可以在选项之外单独列出。

以本课题组文章举例："Efficacy of statins in patients with diabetic nephropathy: a meta-analysis of randomized controlled trials"该篇文章的关键词只列举了 3 个：Diabetic Nephropathy; Meta-analysis; Statins，通过这 3 个关键词，便体现了药物、疾病及文章类型，一目了然，当我们在检索论文时，如果按照关键词检索，只要包括了这几个关键词，该篇论文即包含在我们的检索结果之内。总结选取关键词的原则就是凝练主题、层次分明、方便检索。

4. 缩写　在摘要与正文中首次出现缩写时均需给出全称，之后统一用缩写，不要全称与缩写交替使用，容易让人迷惑。

5. 插图　期刊对于插图的要求主要是插图尺寸、格式、清晰度、图片标注或标号的字体/字号等方面。以 JDC 为例，来看一下投稿须知中关于插图的要求，见图 12-22。

插图一般要点或基本要求（general points）总结如下：

（1）论文所有插图要使用统一字体、字号，字体可以选择 Arial、Courier、Times New Roman、Symbol，或者是与这些类似的其他字体。

（2）按照插图在论文中出现的顺序进行编号，即 Figure 1，Figure 2，Figure 3... 每个插图中所包含的子图片也须按顺序编号，如 Figure 1A，Figure 1B，Figure 1C...

（3）给每一个对应的论文插图按逻辑内容拟一个标题，并提供必要的图注（Figure legends）说明，图注只需注明插图内容，使读者对应图注可以看懂插图即可，不一定非要在图注中体现研究结果，应简洁明了。

（4）按照论文发表刊登的版式调整插图的大小，一般分三类：半版图（宽度 8cm）、2/3 版图（12～15cm）、整版图（17cm）；其中，以半版图和整版图较为多见，这里对于高度没有特别限制，但一般不超过 20cm，子图间距控制在 0.5～0.8mm。

（5）每个插图均以单独文件上传。

（6）插图及表格格式与分辨率同前面 第一节 投稿清单的准备 图表中的要求。

6. 补充材料　因论文篇幅有限，允许上传的图片及表格数量有限，但有时在期刊限定的图表数量之内不能将论文结果完整呈现，如此，补充材料的作用便突显出来，除了涉及论文主体结果的图表,其余辅助说明的图表或结果可以补充材料形式上传。

需要了解的是,补充材料一般不会出现在正文中参与排版,如果投稿过程中需要对补充材料进行修改,一定要及时上传更新后的版本(图 12-23)。

Artwork 插图
Electronic artwork
General points
• Make sure you use uniform lettering and sizing of your original artwork.
• Embed the used fonts if the application provides that option.
• Aim to use the following fonts in your illustrations: Arial, Courier, Times New Roman, Symbol, or use fonts that look similar.
• Number the illustrations according to their sequence in the text.
• Use a logical naming convention for your artwork files.
• Provide captions to illustrations separately.
• Size the illustrations close to the desired dimensions of the published version.
• Submit each illustration as a separate file.
A detailed guide on electronic artwork is available.
You are urged to visit this site; some excerpts from the detailed information are given here.
Formats
If your electronic artwork is created in a Microsoft Office application (Word, PowerPoint, Excel) then please supply 'as is' in the native document format.
Regardless of the application used other than Microsoft Office, when your electronic artwork is finalized, please 'Save as' or convert the images to one of the following formats (note the resolution requirements for line drawings, halftones, and line/halftone combinations given below):
EPS (or PDF): Vector drawings, embed all used fonts.
TIFF (or JPEG): Color or grayscale photographs (halftones), keep to a minimum of 300 dpi.
TIFF (or JPEG): Bitmapped (pure black & white pixels) line drawings, keep to a minimum of 1000 dpi.
TIFF (or JPEG): Combinations bitmapped line/half-tone (color or grayscale), keep to a minimum of 500 dpi.
Tables
Please submit tables as editable text and not as images. Tables can be placed either next to the relevant text in the article, or on separate page(s) at the end. Number tables consecutively in accordance with their appearance in the text and place any table notes below the table body. Be sparing in the use of tables and ensure that the data presented in them do not duplicate results described elsewhere in the article. Please avoid using vertical rules.

图 12-22 JDC 关于图片与表格的要求

Supplementary material 补充材料
Supplementary material can support and enhance your scientific research. Supplementary files offer the author additional possibilities to publish supporting applications, high-resolution images, background datasets, sound clips and more. Please note that such items are published online exactly as they are submitted; there is no typesetting involved (supplementary data supplied as an Excel file or as a PowerPoint slide will appear as such online). Please submit the material together with the article and supply a concise and descriptive caption for each file. If you wish to make any changes to supplementary data during any stage of the process, then please make sure to provide an updated file, and do not annotate any corrections on a previous version. Please also make sure to switch off the 'Track Changes' option in any Microsoft Office files as these will appear in the published supplementary file(s). For more detailed instructions please visit our artwork instruction pages.

Language (usage and editing services) 语言要求
Please write your text in good English (American or British usage is accepted, but not a mixture of these). Authors who feel their English language manuscript may require editing to eliminate possible grammatical or spelling errors and to conform to correct scientific English may wish to use the English Language Editing service available from Elsevier's WebShop.

图 12-23 JDC 关于补充材料及语言的要求

7. 语言要求 不论中文论文还是英文论文,语言顺畅、表达清晰都是基本的原则。说到写英文论文,有人可能会说,英语不是我的母语,所以觉得写英文论文很难,但是,我们也要知道,即使汉语是我们的母语,我们说得很流利,也不是每一个人都能运用汉语写出优美的散文、小说,所以关于语言运用方面,说与写不能等同而论。科学论文语言的运用是有规律和模式可循的,写科学论文时,我们更多的是需要将语言的表述技巧运用到我们的写作中,更清晰地表达我们的研究结果和结论。所以,有时写论文重要的在于掌握一定语法,然后去模仿,而非在写作模式上进行原创,毕竟创造出来的,按常人的阅读习惯和理解能力不一定能读懂,这就被动了。

  JDC 对于语言的要求很简单（图 12-23）：good English（American or British），即标准规范的英语，英式或者美式都可以，但一定不是二者的"混血儿"，可能有的人又在心里想，"英语还分英式、美式，咖啡我都分不清。"其实，归根结底这是语言阅读习惯的问题，就像同为汉语，还有普通话和方言之分，要求规范统一的语言是为了让更多的人可以更好地理解我们的研究，试想如果我们用四川方言写文章，阅读最顺畅的肯定是"川娃儿"，作为山东人读起来就很吃力了，这也是全国普及普通话的重要原因，用大家都能听得懂、看得懂的语言讲大家感兴趣的故事，文化与知识才能得以更好的交流与传承。

  回归要点，具体英式和美式英语有什么区别呢？我们这里来大体介绍总结一下，便于大家合理运用。其实，美式英语是英式英语的后期简化版或者改版，所以英式英语较美式英语规范且略繁复。就像我们的繁体汉字和简体汉字，同样的字词，写法不一样，但是表达一个意思。关于二者拼写的区别，我们可以参考表 12-1。

表 12-1 英式与美式单词拼写区别示例

英式拼写	美式拼写	不同之处
favour; humour; colour	favor; humor; color	词尾 "our" 或 "or"
recognise; analyse	recognize; analyze	词尾 "s" 或 "z"
traveller; labelled	traveler; labeled	辅音字母双写
practice/practise	practice	名词 "c"，动词 "s"
re: centre; metre	er: center; meter	词尾 "re" 或 "er"
gue: dialogue; catalogue	g: dialog; catalog	词尾 "gue" 或 "g"

  此外，论文中需要关注的是两种关于日期的表达。

  英式：日、月、年，如 11st June，2022。

  美式：月、日、年，如 June 11，2022。

  上述区别只是部分常用词汇，英式与美式的拼写差别，还有相当一部分词汇二者的习惯写法完全不同，比如地铁（英式：underground，美式：subway），电影（英式：film，美式：movie）等等。当然，医学专业名词二者基本一致，具体差别大家可以在阅读与本专业领域相关的论文时，根据所检索的文献对应期刊是英国还是美国，结合上面提到的英式英语与美式英语拼写习惯不同进行辨别总结。有的人看到这里可能觉得："好麻烦，写论文的语言还有这么多讲究。"不要太担心，针对这个难题，目前有些期刊公司提供论文润色服务（English language editing service），我们可以通过支付一定费用来让其帮忙修改文中的拼写、语法等错误，保证我们的论文在投稿时是规范的英语。有些网站如 Medsci、Letpub 等也有相关论文润色服务提供，但需要注意的是大家在寻找论文润色公司的时候建议多与周围人交流一下，找一个适合的且规范的机构是非常必要的，以免花了钱得不到满意的结果。其实除了论文润色公司，周围英语比较好的朋友、同学也可以为我们论文语言修改提供良好的帮助。

三、投稿须知中的必要声明

（一）伦理（Ethics）

  我们这里一般指的是科研伦理，是科研人员与合作者、受试者/实验动物和生态环境之间的伦理规范和行为准则。即，我们在从事研究的过程中不能因为单纯追求实验结果而因此罔顾其他生命的利益与权益，为此而设定的道德准则。并且在做研究之前需要进行伦理申报与审批，获得相关机构的伦理认证（带伦理审批号的文件）。不论做临床研究还是基础研究，伦理文件及批号都是我们在投稿过程中需要提供的重要内容，故应妥善保存。

《赫尔辛基宣言》即目前公认的针对涉及人的相关研究需要遵守的伦理规范，又称《世界医学大会赫尔辛基宣言》，1964 年 6 月在芬兰赫尔辛基召开的第 18 届世界医学协会大会上通过，自通过至今，前后经过多次修订，宣言制定了涉及人体对象医学研究的道德原则，是一份包括以人作为受试对象的生物医学研究的伦理原则和限制条件，也是关于人体试验的第二个国际文件，比《纽伦堡法典》更加全面、具体和完善。

该期刊投稿须知提到论文中根据试验对象是人还是动物需提供必要的声明：

The manuscript should contain a **statement** that the work has been approved by the appropriate ethical committees related to the institution(s) in which it was performed. Studies involving experiments with animals must state that their care was in accordance with institution guidelines.

在论文"材料与方法"部分中应加上对应的话，举例如下（来自本课题组已发表的论文和参与发表的论文）：

1. 临床试验或者研究中涉及人的伦理

示例 1 见图 12-24。

The trial was conducted in accordance with the principles of the Declaration of Helsinki, Good Clinical Practice (GCP) guidelines, and laws and regulations in China. The study protocol was amended once during study enrollment. The important changes to the protocol are listed as follows which mainly involve exclusion criteria and randomization criteria: exclude patients treated with any antidiabetic drugs within 3 months before screening; round original fasting C-peptide values to 1 decimal place; short-term external use of corticosteroids treatment within 1 year at screening was allowed and inhaled glucocorticoid treatment was forbidden; stable coronary heart disease was allowed; exclusion and randomization criteria related to blood pressure and antihypertensive drugs were redefined as systolic blood pressure ≥ 160 mmHg or diastolic blood pressure ≥ 100 mmHg at screening, or who added/changed antihypertensive drugs or adjusted dose within 4 weeks before screening; added electrocardiogram (ECG) examination at Visit 3 and evaluation of ECG results to the randomization criteria; added a visit window period of ± 3 days for Visit 2 to match actual operational needs; added the 30-minute testing point for the MMTT to optimize the study protocol; removed the rule that patients need not be in fasting status at Visit 2; clarified samples collected was blood sample in workflow. Minor protocol revisions involve wording, consistency, and accuracy. The trial protocol and amendments were approved by the local ethics committees of all study sites: Affiliated Drum Tower Hospital, Medical School of Nanjing University, Nanjing, China; Zhongshan Hospital, Fudan University, Shanghai, China; Nanjing First Hospital, Nanjing, China; Jingzhou Hospital Affiliated to Yangtze University, Jingzhou, China; The First People's Hospital of Changde City, Changde, China; Central Hospital Affiliated to Shandong First Medical University, Jinan, China; The First Hospital of Shanxi Medical University, Taiyuan, China; Zhuzhou Central Hospital, Zhuzhou, China; The Second Hospital of Jilin University, Changchun, China; Chenzhou First People's Hospital, Chenzhou, China; Taihe Hospital, Shiyan, China; Tongji Hospital of Tongji University, Shanghai, China; The First Affiliated Hospital of Anhui Medical University, Hefei, China; The Second Affiliated Hospital of Nanjing Medical University, Nanjing, China; Wuxi People's Hospital, Wuxi, China; Changsha Central Hospital, Changsha, China; The First Hospital of Jilin University, Changchun, China; Affiliated Hospital of Jiangsu University, Zhenjiang, China; West China Hospital, Sichuan University, Chengdu, China; Shandong Provincial Qianfoshan Hospital, Jinan, China; The Affiliated Hospital of Qingdao University, Qingdao, China; Siping Hospital of China Medical University, Siping, China; The Affiliated Hospital of Guizhou Medical University, Guiyang, China; The 960th Hospital of the PLA Joint Logistics Support Force, Jinan, China; Southern Medical University Nanfang Hospital, Guangzhou, China; The First Affiliated Hospital of Henan University of Science and Technology, Luoyang, China; PLA Rocket Force Characteristic Medical Center, Beijing, China; Sanya Central Hospital, Sanya, China; The Second Affiliated Hospital of Hainan Medical University, Haikou, China; Chongqing Red Cross Hospital, Chongqing, China; Chongqing Three Gorges Central Hospital, Chongqing, China; Tianjin Medical University General Hospital, Tianjin, China; The Third Medical Center of PLA General Hospital, Beijing, China; Peking Union Medical College Hospital, Beijing, China; Tongji Hospital, Tongji Medical College of HUST, Wuhan, China; The First Affiliated Hospital of Zhengzhou University, Zhengzhou, China; Jiangxi Pingxiang People's Hospital, Pingxiang, China; The Second Hospital of Dalian Medical University, Dalian, China; The Third Affiliated Hospital, Sun Yat-sen University, Guangzhou, China; Xuzhou Central Hospital, Xuzhou, China; Shanghai Changzheng Hospital, Shanghai, China; China-Japan Friendship Hospital, Beijing, China. Written informed consent was obtained from all patients before initiating any trial-related procedures. The trial was also conducted in accordance with the Chinese Diabetes Society guidelines, which require physicians to provide education and to strictly enforce improved exercise and dietary control as well as self-monitoring of blood glucose (at least two times/week) when treating patients with T2D.

图 12-24 临床试验或者研究中涉及人的伦理声明示例

示例 2 见图 12-25。

Materials and Methods

The SEAS study was a multicenter, nonrandomized, open-label, noninterventional, observational, 12-week clinical trial conducted at 62 medical centers in China (shown in Appendix 1) between August 10, 2012, and January 15, 2014. A total of 2683 patients with type 2 diabetes received routine treatment with SciLin human insulin (Bayer Schering Pharma, China) at the various centers.

The original study protocol for the SEAS study was approved by the institutional review boards and/or ethics committees of all participating hospitals. Eligible patients participated in the study voluntarily, and all provided written informed consent to do so. All study procedures performed were in accordance with the Declaration of Helsinki and Good Clinical Practice principles. Patients were permitted to withdraw from the study at any time.

The study was registered with the ClinicalTrials.gov database (No. NCT01588639: ''To Evaluate Clinical Outcome and Injection Compliance of Scilin'' [SEAS]).

图 12-25　关于伦理要求及阐述的示例

2. 基础实验中涉及的动物伦理

示例 1 见图 12-26。

74　**Materials and methods**

75　**Animals and treatments**

76　Three to four months-old male New Zealand white rabbits were obtained from the

77　Animal Center of Shandong Agriculture Science Academy, China. All rabbits were

78　allowed free access to food and water during the whole study. The rabbits were

79　allowed to acclimate for at least 7 days, and then were fed with a high-cholesterol diet

80　(1% cholesterol) thereafter. All animal care and experimental procedures were in

81　accordance with the guide for the care and use of laboratory animals published by the

82　Chinese National Institutes of Health, and the protocol was approved by the ethnical

83　committee of Shandong University Medical School. All surgical procedures were

84　performed under anesthesia with sodium pentobarbital.

图 12-26　动物伦理表述示例

如果多篇论文共用一个伦理，可以在论文中提出来，示例 2 见图 12-27。

关于伦理的审查及注册在本书"第二篇 第十章 第一节"中有详细介绍，具体可参见该章节。

2 | MATERIALS AND METHODS

2.1 | Animals and treatments

Male Sprague-Dawley (SD) rats (~120 g) were obtained from the Beijing Huafukang Bioscience Co. Inc. The rats were allowed to adapt to the new environment for at least 7 days, and then were fed with a high-fat diet during the whole experiment. The animal care and experiments were in conformity to the previous publication.[8] The protocol was authorized by the ethical committee of Qianfoshan Hospital Affiliated to Shandong University. All the rats were taken surgical procedures under anaesthesia with sodium pentobarbital.

High-fat diet was provided for all rats in the whole experiment.

图 12-27 动物伦理共用表述示例

（二）利益冲突声明

一般在正文最后，参考文献之前需要附带一个利益冲突声明（图 12-28），该期刊投稿须知提到所有作者都必须披露与其他人或组织可能不当影响他们工作的任何财务和个人关系。但目前发表的论文基本上是没有利益冲突的，所以我们只把该声明当作论文撰写及投稿过程中的规矩即可。只需要按期刊要求在论文对应位置（扉页和/或正文文末）加上一句话："Declarations of Interest: none." 或者 "No competing financial interests exist."，也可以是其他表述，只需要说明没有利益冲突即可。

Declaration of interest

All authors must disclose any financial and personal relationships with other people or organizations that could inappropriately influence (bias) their work. Examples of potential competing interests include employment, consultancies, stock ownership, honoraria, paid expert testimony, patent applications/registrations, and grants or other funding. Authors must disclose any interests in two places: 1. A summary declaration of interest statement in the title page file (if double anonymized) or the manuscript file (if single anonymized). If there are no interests to declare then please state this: 'Declarations of interest: none'. 2. Detailed disclosures as part of a separate Declaration of Interest form, which forms part of the journal's official records. It is important for potential interests to be declared in both places and that the information matches. More information.

图 12-28 利益冲突声明

（三）提交声明及证明

这里主要指论文的授权及版权问题（图 12-29），应提交声明及证明以表明不存在一稿多投及违背论文列表中作者意愿的私自投稿行为，以防相同或者类似论文以英文或者其他语言以电子版或者纸质版在其他期刊发表，导致侵权行为的发生。在大数据信息时代，公开发表的成果一般都是可以查到的，同样的成果同时发表英文和中文已不被认同。且投稿后，期刊会运用如 "Crossref Similarity Check" 的软件或者程序进行查重。具体声明示例如下：

I would like to declare on behalf of my co-authors that the work described was original research that has not been published previously, and not under consideration for publication elsewhere, in whole or in part. All the authors listed have approved the manuscript that is enclosed.

该表述或者同样意思的其他表述写在给编辑的附信（cover letter）及投稿系统对应版块中即可。

Submission declaration and verification
Submission of an article implies that the work described has not been published previously (except in the form of an abstract, a published lecture or academic thesis, see 'Multiple, redundant or concurrent publication' for more information), that it is not under consideration for publication elsewhere, that its publication is approved by all authors and tacitly or explicitly by the responsible authorities where the work was carried out, and that, if accepted, it will not be published elsewhere in the same form, in English or in any other language, including electronically without the written consent of the copyright-holder. To verify originality, your article may be checked by the originality detection service Crossref Similarity Check.

Author consent
The Corresponding Author must submit an Author Consent document with their manuscript. All authors must sign the Author Consent document, indicating the manuscript is approved by all named authors and the order of authors listed in the manuscript has been approved by all authors.

Preprints
Please note that preprints can be shared anywhere at any time, in line with Elsevier's sharing policy. Sharing your preprints e.g. on a preprint server will not count as prior publication (see 'Multiple, redundant or concurrent publication' for more information).

图 12-29　提交声明及证明

（四）作者同意声明/证明（author consent）

一般在投稿系统中需要上传一个单独的文档或者照片扫描件，里面写明论文投稿征得所有作者同意，具体示例如下：

We confirm that the manuscript has been read and approved by all named authors and that there are no other persons who satisfied the criteria for authorship but are not listed. We further confirm that the order of authors listed in the manuscript has been approved by all of us.

We understand that the Corresponding Author is the sole contact for the Editorial process. He/She is responsible for communicating with the other authors about progress, submissions of revisions and final approval of proofs.

Name	E-mail	Signature

在以上表格中列出论文所有作者及邮箱，并由对应作者签上名（电子签名或者手签均可），拍照上传。有些期刊会给出模板，只需下载填写后拍照上传即可，如果没有对应模板，可以参考上面内容自己建一个模板。

（五）作者贡献声明

为了明确列表中的作者对论文的贡献，期刊会要求作者提交一份声明，将每位作者在研究中参与的具体工作做出大体总结（图 12-30），工作内容主要包括：思路或概念提出、数据分析、研究资金获取、实验或者流程的各部分操作及制作、文章的撰写、修改与编辑等方面。声明示例如下：

Author contributions

Lin Liao and Jianjun Dong conceived and designed the study. Zhiwei Zou, Xue Shen and Tianyue Xie performed the experiments. Xiaojun Zhou interpreted the results and Rui Zhang wrote the manuscript. Xiaojun Zhou, Rui Zhang and Chunmei Xu edited the figures in the manuscript. All authors read and approved the final version of the manuscript. Lin Liao and Jianjun Dong contributed equally to this work.

其中具体的分工部分可参见投稿须知中 Author contributions 的具体说法及要求，然后将完成相应工作的作者按上述方式写出来即可。

Author contributions

For transparency, we encourage authors to submit an author statement file outlining their individual contributions to the paper using the relevant CRediT roles: Conceptualization; Data curation; Formal analysis; Funding acquisition; Investigation; Methodology; Project administration; Resources; Software; Supervision; Validation; Visualization; Roles/Writing - original draft; Writing - review & editing. Authorship statements should be formatted with the names of authors first and CRediT role(s) following. More details and an example.

图 12-30 作者贡献声明

（六）作者变更（Changes to authorship）

在投稿过程中，我们可能会因为作者贡献、单位变更及其他各种原因需要替换作者或者调整作者列表中作者的顺序（图 12-31）。了解这一部分的说明就显得至关重要。需要指出的是，我们在投稿之前尽量根据贡献大小及参与情况将全部作者及其顺序确定下来。因为一旦投稿之后，增减作者或者跳转作者排序会拖慢我们的投稿进程，影响论文发表的速度，此外还会给编辑造成不好的印象。变更作者的时机主要分为论文接收之前和接收之后，变更的时间越晚，对我们论文发表的影响也越大。

Changes to authorship

Authors are expected to consider carefully the list and order of authors **before** submitting their manuscript and provide the definitive list of authors at the time of the original submission. Any addition, deletion or rearrangement of author names in the authorship list should be made only **before** the manuscript has been accepted and only if approved by the journal Editor. To request such a change, the Editor must receive the following from the **corresponding author**: (a) the reason for the change in author list and (b) written confirmation (e-mail, letter) from all authors that they agree with the addition, removal or rearrangement. In the case of addition or removal of authors, this includes confirmation from the author being added or removed.
Only in exceptional circumstances will the Editor consider the addition, deletion or rearrangement of authors **after** the manuscript has been accepted. While the Editor considers the request, publication of the manuscript will be suspended. If the manuscript has already been published in an online issue, any requests approved by the Editor will result in a corrigendum.

图 12-31 作者变更时机及要求

论文接收之前：需要给编辑写信，里面主要包含两部分内容：①变更作者的原因；②所有作者对于上述作者变更的确认及知情同意书（邮件或者信件均可），变更同意需要包括被增加或者移除的作者。

论文接收之后：尽量不要在论文已经接收待发表阶段再去变更作者，因为在这个阶段，在编辑考虑变更作者要求的过程中，我们的稿件处于被出版社搁置的状态，编辑同意后才会重新进入校对、刊登过程，对于时间紧迫的毕业生而言，这种原因造成的毕业延期是很可惜的。

所以，大家在投稿之前一定提前做好作者列表核准工作，以免因此影响论文发表进度，毕竟信息时代，速度快慢决定了价值大小，如果在这个过程中有类似的研究率先发表，对于我们论文的创新性及发表顺利程度是致命的打击。

（七）论文转投（Article transfer service）

因为研究方向和期刊范围、版面等诸多原因，我们在投稿过程中可能会遇到所投稿期刊的编辑虽然不考虑接收我们的稿件，但会建议我们将稿件投向其推荐的其他期刊（图 12-32）。站在编辑的角度，他认为这些期刊更适合我们的论文发表，因此可能会发来建议转投邮件（图 12-33）。

Article transfer service
This journal is part of our Article Transfer Service. This means that if the Editor feels your article is more suitable in one of our other participating journals, then you may be asked to consider transferring the article to one of those. If you agree, your article will be transferred automatically on your behalf with no need to reformat. Please note that your article will be reviewed again by the new journal. More information.

图 12-32　文章转投说明

8th Nov 21
Dear Dr Zhang,

Thank you for your submission of manuscript EMM20211276 entitled Down regulation of let-7c/g triggers a critical double-negative feedback loop which determine the VSMCs fate during restenosis to Experimental & Molecular Medicine. After careful assessment by the editorial office, we regret to inform you that your manuscript has not been considered suitable for publication in Experimental & Molecular Medicine, but might be more suitable in another journal.

We hope the outcome on this specific occasion will not discourage you from the submission of future manuscripts. We thank you again for your interest in Experimental & Molecular Medicine.

If you would like to transfer your manuscript to another NPG journal, including the new online, open access, multidisciplinary journal Scientific Reports (www.nature.com/scientificreports), please click on

https://mts-emm.nature.com/cgi-bin/main.plex?el=A1CV2DLN3A2Qfs7X5A9ftdrHNs6bPxFA3Zus9XiTWF1QZ.

Sincerely,

Prof. Dae-Myung Jue
Editor-in-Chief
Experimental & Molecular Medicine

图 12-33　建议转投邮件示例

我们应该如何看待这件事呢？首先，收到类似邮件对我们而言是件好事，因为编辑对于我们的论文是有所考虑和推荐的，而非直接拒绝；其次，编辑的推荐给我们提供了更多的选择，一定程度上减轻了我们自己选刊的盲目；此外，如果在投稿之后又在论文中发现了问题，那在同意转投之前，我们还有机会和时间修改我们的论文，之后再进行回复和转投。关于转投的流程我们无须太过担心，过程远比投稿要简单，因为建议转投的期刊一般与之前投稿期刊属于相同机构，所以我们只需要根据编辑提供的链接点进去，阅读相关介绍后点击同意（Agree）即可。

需要注意的是，在同意转投之前，我们需要自己考察筛选一下编辑推荐的期刊，因为有的时候建议转投的期刊可能是具有潜力的新刊，也就是说还没有影响因子，如果单纯为了分享成果可以考虑，但有些投稿人是依赖论文毕业或者申报课题等，如果影响因子很低，会对其有很大的影响，所以一定核实好推荐期刊的基本情况再决定是否转投。

（八）基金资助

在论文最后，我们需要注明研究的受资助情况（图 12-34），一方面出于对资助的公开，另一方面，国内的论文资助一般来自于课题组申报的课题、基金等项目，注明资助方及相关资助基金号对我们课题结题是有必要的。这一部分有时单独存在，有时也会放在致谢（Acknowledgement）中。

示例如下：

Acknowledgements: Funding Statement

This work was supported by grants from the National Natural Science Foundation of China (基金编号), Natural Science Foundation of Shandong Province (基金编号).

具体大家也可在阅读文献时参考相关文献或拟投稿期刊上已发表论文的写作模式，同时结合期刊对此部分的要求进行适当修改。

Role of the funding source
You are requested to identify who provided financial support for the conduct of the research and/or preparation of the article and to briefly describe the role of the sponsor(s), if any, in study design; in the collection, analysis and interpretation of data; in the writing of the report; and in the decision to submit the article for publication. If the funding source(s) had no such involvement then this should be stated.

图 12-34　基金资助说明

四、投稿账户注册及投稿

投稿形式一般分 3 种，在线投稿系统、邮件投稿和纸质投稿（已不常见），其中在线投稿系统是目前主流投稿模式，根据期刊投稿须知整理好稿件之后，即可通过注册并登录相应的投稿系统，按系统提示，填写并上传相应的内容和信息，一步步完成投稿。需要注意的是，一般选择文章通讯作者邮箱进行注册并投稿，且投稿邮箱与正文及系统中填写的通讯作者邮箱需要保持一致，以免因前后不一致引起不必要的误解，影响投稿进程。此外需要说明的是，注册系统时有的会提示直接使用 ORCID 号进行注册（图 12-35），所谓 ORCID 号我们可以理

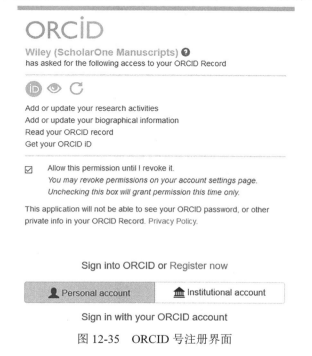

图 12-35　ORCID 号注册界面

解为科研人员的"身份证号"，一人一号，避免了科研人员重名的尴尬，将科研成果更好地对应到作者。同时也方便了我们的系统注册流程，只需输入 ORCID 号即可同步对应作者信息完成注册。

登录投稿系统之后，按投稿系统提示，一步步填写和上传系统要求的题目、摘要、关键词、所有作者及邮箱、稿件正文、图片、补充材料、推荐/规避审稿人、基金资助等一系列内容后，系统会先生成一版草稿供大家审阅，确认所填内容是否正确，如果确认草稿无误，点击提交（submit），稿件即顺利投出。接着我们会收到投稿成功的邮件，如图 12-36 所示。

Dear Author,

Your manuscript submitted to " *Journal name* " with title 'The effect of metformin on cognitive dysfunction in animal with insulin resistance: A non-quantitative systematic review of randomized controlled trials' has been received. The tracking number for this manuscript is JODxxxxx.

We will contact you by e-mail as soon as the preliminary editorial decision on your manuscript becomes available, which may take up to 8 weeks.

You may login to your account at https://www.sciencedirect.com/journal/journal-of-diabetes-and-its-complications to check your manuscript status at any time.

If you have not heard from us on this manuscript after 8 weeks from now, please feel free to contact us by replying to this e-mail directly with the Tracking ID of your manuscript included in the subject of your e-mail.

Thank you for submitting your manuscript to us.

Best regards,

Editorial Office

图 12-36　投稿成功邮件示例

到这里，我们的投稿大业总算告一段落，可以松一口气了，但稿件的成功投出并不意味着结束，我们还需要实时关注稿件状态及邮件，及时处理并回复编辑的邮件。如果时间长了，必要时可能还需要询问一下稿件的状态，以免拖慢我们的发表进度，毕竟很多研究生要在有限的时间内让论文见刊才可以毕业。我们后面会接着就投稿后的情况进行相关说明。

第十三章　投稿后的工作

第一节　实时关注稿件状态

投稿后并不代表要无限期等待编辑回复，需要我们登录投稿系统关注稿件的状态，常见的投稿后的状态有以下几种：

Submitted initiated/Manuscript submitted/Editor assignment pending

With journal—Editor invited (7 days)—With editor (1week, 1 month)

Reviewers invited/With reviewers/Awaiting reviewer assignment (4 weeks)

Under review/Awaiting reviewer score/In review (1 month)

Required review completed/Ready for decision/Decision pending (days)

Decision in process/Awaiting AE recommendation/Awaiting EIC decision

Accept/Minor revision/Major revision/Submit revision/Under revision/Declined to revise/Reject and resubmit/Reject

这里需要说明的是，我们没有必要每天都登录系统查看状态，因为编辑处理稿件、审稿人审稿都需要一定的时间，可以按照上面括号里标定的时间节点进行查阅，时间最长的阶段一般是邀请审稿人（Reviewers invited）及审稿人同意审稿后开始审稿（Under review）这两个阶段，其他阶段一般几天到几周内给予回复，如果超出了预期等待时间可以进行催稿及撤稿处理，具体参见下面第二节内容。

第二节　催稿及撤稿的注意事项

投稿后我们主要做的就是等待回复，而等待回复的时间一般比较漫长，但相较于秒拒，时间长也不见得是坏事，毕竟编辑每天审核那么多的稿件是需要时间的，一般至少1个月，具体可以参见期刊的审稿周期或者是发表周期，如果是年刊、季刊，审稿时间一般较月刊、半月刊时间更长。此外，我们还会遇到投稿成功后，因为各种原因必须要把稿件撤回来的情况，其中的"各种原因"大家可以在以后的投稿经历中自行体会。这里主要同大家分享一下投稿后遇到类似情况我们应该如何处理。

一、催稿的处理及举例

笔者首次投稿中华系列期刊，等待时间长达半年，当时感觉石沉大海，发表无望了，后来同有该期刊投稿经验的师姐进行了沟通，师姐说等得久有时不是坏事，有些期刊拒稿速度通常较快，如果等得时间比较长（超过2个月）可以适当问一问进度，于是笔者给该期刊编辑打电话礼貌询问了一下文章进度，编辑态度很好，在询问后又过了一个月竟然就接收了论文。

催稿主要注意两点：时机与态度。所谓时机就是我们投稿出去多久才合适催稿，一般建议大家等待1个月左右，不要稿件一投出去，等不了3天就要问编辑，在等待期间，我们可以登录系统随时查看稿件的状态，为什么建议大家一般等待1个月再催稿呢？因为稿件的处理流程是有规律的，稿件处于何种状态的时间也是有一定限定的，一般稿件投出后会在稿件投递（Submitted initiated/Manuscript submitted）状态停留1~3天，之后进入分配编辑（With editor）阶段，分配编辑当然也包括 2 种情况，同意和拒绝，同意即稿件已分派编辑（Editor assigned），拒绝则是 "Editor declined invitation"，主编会再分配其他编辑，这个过程一般至少持续 1 周，最多 1 个月，这也是上面为什么建议等待至少 1 个月再催稿的原因。编辑同意后开始审核稿件，决定是否送审，如果觉得稿件不合适，我们就会很快收到拒稿（Reject）的邮件，等待就此结束；如果稿件通过编辑审核，则会进入邀请审稿人（Reviewers invited）及送审阶段（Under review），这个过程顺利的话 1 个月，因为等待被邀请的审稿人回复是需要时间的，如果被邀请的审稿人同意审稿还好，如果不同意，编辑还要继续邀请其他审稿人，每一次邀请都需要等待，笔者及同门师姐均遇到过稿件投出 3 个月仍未顺利邀请到同意审稿的审稿人，编辑便发邮件询问是否有其他合适的审稿人推荐。有的期刊投稿后可能见不到如此完整的稿件状态变化，隔天登录系统发现稿件已经是 "Under review" 的状态，大家不要太高兴，这种可能只是系统状态，实际稿件状态并未到这一步。如果期刊是按正常规范的稿件状态变更，进入到 "Under review" 的状态后，我们就可以稍微安心了，起码稿件有人在审了，这个过程又需要差不多 1 个月的时间。如果经常查看稿件状态，可能会看到稿件已完成审核（Required review completed/Decision pending）的状态，这个状态不会持续很久，一般几天的时间，接下来便是等待助理编辑审核（Awaiting AE recommendation）和主编决定（Awaiting EIC decision），汇总所有审稿人的建议，编辑会给出接收（Accept）、小修（Minor revision）、大修（Major revision）、拒稿（Reject）等回复。

催稿信撰写的时候需要注意态度诚恳，语气温和。催稿信模板可参见下面：

Dear Editor:

Sorry to disturb you. I am not sure if it is the right time to contact you to inquire about the status of our manuscript titled "×××"(MS number). Our manuscript has been submitted to *Journal name* for more than five months, but we still have not received the reviewers' comments. I would greatly appreciate it if you could spend some of your time to check the status for us. Thanks for your consideration.

Looking forward to your reply!

Kind regards.

Yours sincerely

Name

从上面我们可以总结出催稿信需要讲明的几点信息：首先是为打扰编辑致歉，之后说明我们稿件的信息，如论文题目及追踪编号（tracking ID/number）及投稿期刊的名字（因为编辑可能同时负责几个期刊），讲明此次催稿的原因，随后提出希望编辑在方便的时候帮忙查询一下稿件，最后致谢。其实催稿的目的不在于催促编辑，而是希望编辑帮忙加快一下审稿的进度，所以催稿的时候要注意措辞。

二、撤稿的处理及举例

投稿之后可能会因为审稿太慢、期刊突然被 SCI 除名、一稿多投（不建议）、发现论文又有明显错误等情况需要将稿件撤回。首先我们要知道的是，撤稿本身是不严谨的事情，徒增编辑的工作量，如果论文已经送审，同时也耽误了审稿人的时间精力，SCI 审稿一般是无偿的，综合这些因素，撤稿会给编辑和审稿人留下不太好的印象，可能会影响到后续投稿的顺利程度。所以除非特殊情况不得不撤稿，一般不要这样做。在投稿之前，完善好自己的论文，并查阅好期刊的审稿周期、期刊质量等因素，是规避这种情况的重要前提。

撤稿信主要包括稿件的题目及追踪编号，撤稿的理由，对编辑的致歉等内容。

举例 1：简单直接型。如果审稿周期太长，实在等不及了，可以给编辑写封简单的邮件，告知要转投其他期刊。如果以后不考虑再投这个期刊，也是可以这么直截了当的。

Dear Editor,

I am sorry to have to interrupt you.

I submitted a paper to *Journal name* four months ago. The paper is still under review. I have received no word from you. So I decided to withdraw it. I will submit it to elsewhere from now on. Please confirm that the withdrawal process is complete.

I apologize for any inconvenience.

Expect a favorable reply from you.

Best regards.

Sincerely

Dr. ...

举例 2：礼貌委婉型。

Dear Editor,

Excuse me for taking up some of your time.

Since I submitted the manuscript (Ref. No###) to your journal, more than 4 months have passed. However, the situation of the manuscript is still in "Editor Assignment Pending". I have been in contact with you twice via email, but there has been no change in status.

As I will be graduating this year, whether the paper is published or not means a lot to me. I would like to know if I can receive comments from the reviewers as soon as possible. If so, I can further improve this study before graduation.（毕业在即虽然是很重要的原因，但是尽量不要因为这种原因撤稿，毕竟是客观因素）

For these reasons, I am at present obliged to withdraw the manuscript, though we are very anxious to have it published in your journal.

I really appreciate what you have done for us and apologize for the inconvenience.

Kind regards,

Dr. ...

举例 3：已经送审或者给予审稿意见后，这个时候再撤稿时机非常不好，不到万不得已，最好不要这么做。

Dear Editor,

Thank you so much for your kind reminder and help. However, we are sorry that we have to withdraw our paper (Manuscript Number). The reason is that we have not completed our work completely, and it is difficult to answer some of the questions in the comments of the reviewers and quickly add their answers or solutions in the revised paper. Of course, our work in this paper is complex and difficult because it involves magnetism, mechanics, electrostatics, electrics and some couplings among them（阐述自己论文中的复杂和难点，借此表达无法在规定时间内完成审稿意见中的建议）. I am very sorry that we have to make this decision and continue to make further improvement to this work. I appreciate the reviewers very much for their careful work and helpful suggestions. Thank you again.

Kind Regards,

Your name

综上，撤稿时机最好是在送审之前，大家在编辑自己的撤稿信时首先要向编辑表达歉意，然后根据自己的实际情况，从自身找原因，委婉地写明撤稿原因，并对此次撤稿表示抱歉和惋惜，如果稿件已经送审，撤稿时需要同时向编辑和审稿人致歉。

第三节　修稿——不断完善的过程

除了一些科研"大牛"，很少有论文投稿后，审稿人没有任何建议而被期刊直接接收，一般都需要经过大修或者小修等修稿完善后才可以接收，少数时候还会遇到修完稿之后被拒稿的，笔者曾遇到这种情况，虽然当时心情很复杂，但个人认为，修稿本身是让论文不断完善升华的过程，即使修稿后没有被接收，审稿人的建议对于完善我们的论文也是有一定帮助的，这也在一定程度上为我们之后顺利投稿其他期刊奠定了基础，所以不必纠结一时的得失，不断完善自我，耐心等待论文的伯乐，总会有一个满意的结果。

一般编辑会将论文送审三个审稿人，所有审稿人意见返回后由编辑汇总后反馈给作者，当然也有些期刊会让作者实时回复审稿人问题，即任何一个审稿人提出意见后便会直接反馈给作者，要求作者在规定时间内登录相应系统进行解答，这样的方式效率相对较高，但笔者更喜欢汇总后一起回答的方式，更从容一些。这里就修稿时需注意问题总结一下。

1. 审稿人提出的所有问题均需逐一回答，不要遗漏。

一般审稿人会从论文创新性、研究合理性、研究方法的科学完整性、研究结果意义及讨论是否充分、论文语言是否规范等方面进行点评，所以每一条审稿意见均是从论文本身出发，需要我们仔细阅读并体会后给出回答，不要因为某些审稿意见不好回答就避而不答，期待编辑和审稿人眼神不好蒙混过关，现实中不存在这种侥幸。了解到审稿人会从什么方面提出问题，这也提醒我们在今后的研究设计、论文撰写过程中规避这些问题。如果有时不能理解审稿人的问题，我们可以在回复时先就自己的理解给予回答，然后向审稿人表达一下如果未理解到位，可以之后再根据具体建议沟通修改的态度。

2. 审稿人的建议尽可能去满足，如无法满足需进行相应解释。

审稿人提的某些建议对于完善论文很有帮助，所以如果不是过分挑剔的建议，能满足尽量满足，但很多人在实际研究时，往往会因为时间及实验条件等限制，并不能做到尽善尽美。如果审稿人提出的问题确实是论文本身存在的问题，比如目前实验结果不足以支撑研究结论，要求补实验，当我们评估自己的实际情况在规定时间内可以进行补充当然最好，如果实在不能，也要认真解释原因，争取能够获得审稿人和编辑的理解，对于要求补实验的建议，我们在没有办法满足的情况下应该怎么回答呢？可以参见如下策略。

首先，要感谢审稿人的宝贵建议，然后结合研究本身向审稿人解释一下要求补充的内容虽然可以锦上添花，但并非本研究重点讨论的内容，即不影响文章大局的意思。其次，引用相关已发表的文献来辅助说明自己的观点，即如果有类似研究已经进行相关验证，可以用来佐证我们的研究，当然，这种举例与引用如果发表在权威期刊上更好，也更具有说服力。比如笔者之前研究磺脲类药物对肾小管上皮细胞凋亡的影响，审稿人建议在 HEK-293 细胞系上加做相关验证。这个审稿意见无异于重新在另一种细胞上将实验重复一遍，工作量不可谓不大，所以笔者从研究本身角度，首先阐明了选用 HK-2（人肾小管上皮细胞）的原因及合理性，然后引用同样使用 HK-2 细胞进行相关研究的其他文献说明使用 HK-2 细胞对于验证本研究是更适合的。回复之后审稿人并未就此再提出异议。由此可知，只要言之成理，审稿人一般不会刻意为难。如果没有条件按审稿人的建议进行相关实验的补充，我们需要解释原因并承认研究中的局限性，但不要就局限方面进行大篇幅讨论，应扬长避短，突显我们研究中的亮点。

3. 回复审稿意见时注意态度与语气，不要就非原则性问题争辩。

前面我们提到催稿和撤稿时都需要注意态度，回复审稿意见时同样需要，尤其是不能满足审稿人建议时，回复更需要注意态度与技巧。此时注意态度并不是指为了讨好审稿人而毫无原则，做到礼貌回复、不卑不亢即可，如果不是原则性问题，尽量不要同审稿人争辩，按审稿人的建议进行适当修改即可。如果审稿人的建议确实有不妥之处，我们可以委婉地指出来并就研究本身去解释。

总之回复审稿意见大原则就是在尽量满足审稿人的建议同时不给自己增加太多额外的工作量。工欲善其事必先利其器，在投稿之前避免创新性或原创性不足的硬伤；在证实研究的时候尽量从多方面考虑、运用多种方法证实，增加说服力；结果阐述实事求是，不要夸大结果；最后在讨论时，不论是符合预期的阳性结果还是超出预期的阴性结果，都需要从多方面将出现这个研究结果的原因和依据讨论完全。最了解研究本身的是身为作者的我们，如果我们觉得研究某些方面存在问题，审稿人也很大概率会提出相关疑问，有缺憾很正常，知晓如何解释、自圆其说也是一种能力与艺术。这需要今后大家在不断投稿、修稿的过程中去总结锻炼，正所谓"师傅领进门，修行在个人"，在修行的过程中获益最大的当然也是我们自己。

第四节　被拒稿后的反思与应对

投稿之后论文被审稿人建议修稿当然很好，因为有很大概率会被接收。但大多数时候，对于初入此行的研究者来讲，被拒稿是常态。笔者之前与师姐合作的论文投稿了2年多，反反复复被拒稿多次，不夸张地讲，几乎投遍了相关领域能匹配论文质量的所有期刊，不禁让笔者对于研究本身的意义产生了质疑。在笔者即将决定降分再选择其他合适期刊的时候，投出去的稿件终于遇到了伯乐，但返回的审稿意见很多，笔者回复了30多页的修改意见，当然这还不算特别多，曾经有位老师讲述他的审稿意见回复达50多页，且不说回复的质量如何，起码诚意满满。我们的研究、认知、发现与表述，距离经常发表CNS期刊论文的"大咖"还是有很大差距的，了解拒稿的常见原因并总结修改，避免因为一些低级错误而被拒稿是我们在今后需要注意的关键。

拒稿的常见原因有以下几方面：

1. 未仔细阅读投稿须知，投稿期刊不适合自己的论文类型和方向。

这一条不难理解，我们前面章节强调阅读投稿须知，首先需要明确的便是期刊接收论文的类型与方向，单纯通过期刊名字来判断该期刊的特点是很草率的，假如我们做的是细胞或动物等基础研究，投稿到只接收临床研究的期刊，那结局只能是被拒稿，所以搞清楚期刊的喜好，投其所好才能避免因此类原因被拒稿，也能让我们少走不必要的弯路。

2. 未按照投稿须知里的格式要求修改整理自己的稿件。

多次投稿后很多人会产生一种怠惰的情绪，有人觉得每次投稿都要整理论文格式很麻烦，所以不论投稿什么期刊，都用同一种格式，这在编辑看来是态度不认真，编辑审核稿件的时候，论文格式是审核的环节之一，保证格式统一可以方便该期刊编辑和审稿人审核稿件。除了论文格式，在投稿前，给编辑的投稿信也需要修改相应内容，如期刊名称，如果期刊B的编辑收到我们投稿期刊A时的投稿信，编辑的感觉可想而知，所以在投稿之前一定检查好论文格式及投稿信内容。

3. 在编辑和审稿人看来，研究本身缺乏创新性。

研究缺乏创新性可以说是论文的硬伤，意味着论文本身没有多少价值，我们要知道，期刊接收稿件的目的无非是通过有意义的论文在传播交流的同时提升自身影响力，如果论文本身没有新意，就意味着没有多少受众，发表没人看和很少被引用的论文，期刊的影响因子怎么会高呢？所以，大家在课题设计之初就需要大量阅读文献，找好定位，能填补当前研究背景下缝隙与空白的论文，解读别人不知道的问题的论文才更容易发表。除此之外，做研究的速度与质量同样重要，同样的想法可能很多研究者会想到，此时谁能率先投稿，掌握先机，才更易发表。当然，如果在投稿时被指创新不足也不要气馁，不要为此就直接否定自己，多投几个期刊，也许会听到不一样的声音。此外，做研究直至投稿前都需要实时关注当前相关研究的进展，以便及时修正研究，突显自己的亮点。所谓知己知彼，百战不殆。

4. 研究方法或者设计不恰当。

好的想法需要过硬的技术验证加持才可以立住，所谓研究设计与方法无非就是运用目前公认的技术手段去向读者说明我们的思路是成立抑或是不成立，我们在阅读高分文献的时候不难发现，每一个结果都是通过多种方法验证，以增加结果的准确度，通过他们的文章，我们能得到基本确定的信息，而相对低分的论文里面的结论有些是模棱两可的，这跟验证手段是否正确、全面有很大关联。归结来讲，如果我们的研究设计与方法能让读者信服我们的结论，那它就是恰当且合理的，这需要在做研究的过程中多看、多想、多总结。随着技术的不断进步，前人的结论有时并非铁律，就像关于地球形状的争论，最早由毕达哥拉斯提出，后期亚里士多德给出了科学依据，而随着航海技术的发展，由麦哲伦用实际行动证明了结论。所以，如果我们可以用先进的技术去证实既往的猜想或是模棱两可的结论同样是一项创举。

5. 文章语言不过关，晦涩难懂。

说到语言，打个比喻来讲，语言即是"万事俱备，只欠东风"里面的东风，我们有了好的想法，通过科学且合理的设计与验证得到结果，如何将它们清晰明了地展示出来并赋予其独特的意义，这就需要用到语言，同样的结论，不同的语言形式表述出来的意义截然不同。曾有一个故事：一个国王做了个梦，召来大臣解梦，其中一人说："陛下，您的梦暗指周围的朋友都去世了。"而另一个人怎么说呢，他说："恭喜陛下，您的梦说明您是最长寿的。"换到我们的研究中，同样是阴性结果，临床研究没有观察到很明显的疗效，如果我们直接说没有效果，那研究意义瞬间大打折扣，但如果换种说法，如"并未增加患病率或者死亡率"，是否感觉就不一样了。写论文时如何变换说法，更好地突显论文意义是我们需要下功夫修炼的重点。如果论文读后让人如沐春风，那投稿与接收指日可待。

第十四章　接收后的工作

第一节　论文的校对

论文接收之后基本尘埃落定，此时为了保证论文发表后的质量，编辑部通常会将论文按发表格式整理后，发给作者进行校对，检查是否存在错别字、标点不恰当、图片质量及清晰度不佳等问题，我们需要一字一句进行修改，因为如果论文发表之后再发现错误，无法退回修改重新刊登，只能以勘误（corrigendum）的形式再发表一份声明，针对于已发表论文中的错误进行更正说明，见图 14-1。

Published Erratum ＞ J Endocr Soc.2020 Nov 7;5(1):bvaa175. doi: 10.1210/jendso/bvaa175. eCollection 2021 Jan 1.

Corrigendum to "Prevalence of Diabetes and Hypertension and Their Associated Risks for Poor Outcomes in Covid-19 Patients"

PMID:33305161　PMCID:101697997　DOI:10.1210/jendso/bvaa175

申请全文　CiteScore　期刊分区　参考文献　引证文献　查看摘要　全文链接　相似文献

Abstract

[This corrects the article DOI: 10.1210/jendso/bvaa102.]

Published by Oxford University Press on behalf of the Endocrine Society 2020.

Similar articles

Corrigendum to "Minimizing Glucose Excursions (GEM) With Continuous Glucose Monitoring in Type 2 Diabetes: A Randomized Clinical Trial".

Corrigendum for "Adverse Outcomes and Economic Burden of Congenital Adrenal Hyperplasia Late Diagnosis in the Newborn Screening Absence".

CORRIGENDUM FOR "Glucagon-like Peptide-1 Receptor Agonists versus Sodium-Glucose Cotransporter Inhibitors for Treatment of T2DM".

CORRIGENDUM FOR "A Novel TBX1 Variant Causing Hypoparathyroidism and Deafness".

Corrigendum For: "Effect of Plasma Exchange in Thyroid Storm With Consideration of Its Distribution Into the Extravascular Space".

图 14-1　论文发表后勘误示例

所以，在论文正式发表之前，抓住最后一次修改的机会认真校对很重要，校对重点内容主要包括以下几方面：

1. 语言文字　全文语句是否流畅准确，有无错别字及标点错误。

2. 作者列表　作者列表人员是否确定，姓名是否拼写正确。

3. 研究结果　研究数据是否正确，图片及表格内容是否清晰可辨。

4. 基金及致谢　如果有基金资助，基金名称与编号是否正确；致谢中姓名或者机构名称是否正确。

所有上述内容如有需要修改的地方，务必在校对稿中按校对要求做好标注，方便编辑审核、修订，修改完成之后会再次发给我们确定，如果确认无误了，等待上线发表即可。

第二节　版面费的支付

论文接收之后，我们还会收到关于版面费支付的邮件或者通知，示例如下：

Dear Dr. Liao,

Attached please find the invoice of the publication fee for your article that has been recently accepted for publication in one of our journals. Please **make the payment promptly** to avoid the potential delay for the publication of your paper. (**Note**: If the payment on this invoice has been already made, please simply keep this invoice for your record and reimbursement, and no further action is needed for you).

There are three ways you can pay your publication fee:

A. To pay by check

B. To pay by electronic transfer (wire)

C. To pay by credit card

就像上面邮件里提到的，版面费的支付一般有三种方式，支票、电汇和信用卡，因为当时笔者还没有申请信用卡，第一篇 SCI 论文版面费是采用电汇方式支付的，需要去银行提供相关信息，手续比较烦琐；目前最常用的支付方式即信用卡支付，只需根据支付提示，登录相应的支付界面，输入信用卡号、金额等信息，点击确认即可。在这个过程中我们需要保留好期刊提供给我们的发票（invoice）。

说到版面费，需要提醒大家的是，并不是所有期刊都收取版面费，有的期刊可以进行发表方式的选择，如开放获取（open access）和传统订阅（subscription-based access）两种，前者一般需要支付相对高昂的版面费，后者则是免费发表。如图 14-2 中，笔者曾经投稿时选择了传统订阅模式（图 14-2），从而节省了一笔资金。

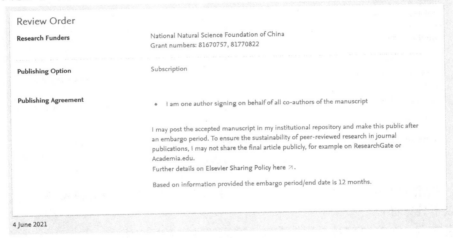

图 14-2　出版方式选择

对于作者而言肯定是免费发表更好，但于读者而言，当然希望论文是开放获取的，因为传统订阅模式是需要支付一定的费用才能下载。对于作者而言，免费发表的论文可能只能被少数肯支付费用的读者看到。如果想获得更多的读者与论文引用频次的话，支付版面费的开放获取方式更有助于扩大论文的影响力。

结语：论文的顺利投稿与发表均离不开论文本身的质量把控，投稿的过程本身也是一个不断学习、积累经验的过程，所谓重点内容反复强调，笔者建议大家在投稿之前一定仔细阅读投稿须知，按照要求整理论文内容与格式；完成投稿系统填写后生成的论文草稿一定仔细核对，确认题目、作者及单位、正文、图表、参考文献格式等关键内容无误后再点击提交；投稿之后耐心等待，适时催稿，注意礼貌措辞；审稿意见返回后逐条认真回答，不遗漏。"纸上得来终觉浅，绝知此事要躬行"，相信大家在论文投稿时做好上面的工作，一定可以顺利发表。